同文新書 A

キッチンの科学

～おいしさと健康を考える～

佐藤秀美

同文書院

食べ物には「なるほど、納得！」の科学あり！

生き生きとした豊かな人生、それには一にも二にも健康であることが大切です。そして、健康であることに欠かせないのが食べ物です。食べ物には人の体を作るために必要な成分や生命活動に使われるエネルギーに変わる成分、健康の維持増進に役立つ成分が含まれています。

だからといって、やみくもに食べても、これらの栄養成分のすべてがそのまま体内に吸収され、期待する健康効果を発揮するわけではありません。調理の仕方や食材の組み合わせ方、食べ方などのすべてが食べ物のもつ健康効果を支えているからです。

また、どんなに健康によい食べ物であっても、おいしくなければあまり多くは食べられず、結局「健康に役立った」とはいえなくなってしまいます。食べ物のもつ〈健康効果〉と〈おいしさ〉は切っても切れない関係にあるのです。

人は長い歴史のなかで、「動物や植物をどうすれば〈食べ物〉にできるのか」、「同じ食べ物でもどうすれば〈おいしく〉なるのか」、さらに「何をどのように食べれば〈健康〉によいのか」と試行錯誤を重ねてきました。

科学がほとんど発達していない時代から積み上げられてきた数々の知恵を科学的な視点で眺めてみると、その多くは「なるほど、納得！」と思えるようなことばかりです。食べ物の栄養やおいしさを科学的に考えれば、健康に生きるためには、どの食材を選び、どのように手を加え、どのように組み合わせ、どのように食べればよいかが見えてくることでしょう。

本書では、これまでに積み上げられてきた食べ物に関わる知恵のなかから、とくに身近で、普段の食生活に取り入れられそうなものに焦点をあてました。本書が少しでも〈食べ物には「なるほど、納得！」の科学あり！〉ということを伝えられ、みなさんが「健康に生きるために、何をどのように食べればよいか」を考えるきっかけになれば幸いです。

著者　佐藤秀美

第1章　翌日のカレーは本当においしいのか？

Contents

第2章 ジャガイモがストレスを感じるとビタミンCが増える!!

Contents

第3章 毎日牛乳を飲めば長生きできる!?

Contents

STAFF

カバーイラスト◈安斉 将

撮影◈溝口清秀（千代田スタジオ）

ヘアメイク◈福島 哲（FIX-UP）

本文イラスト◈九重加奈子

装丁・本文デザイン◈清原一隆（KIYO DESIGN）

DTP◈平山友美子（KIYO DESIGN）

校正◈夢の本棚社

編集担当◈篠原要子

第1章

翌日のカレーは本当においしいのか？

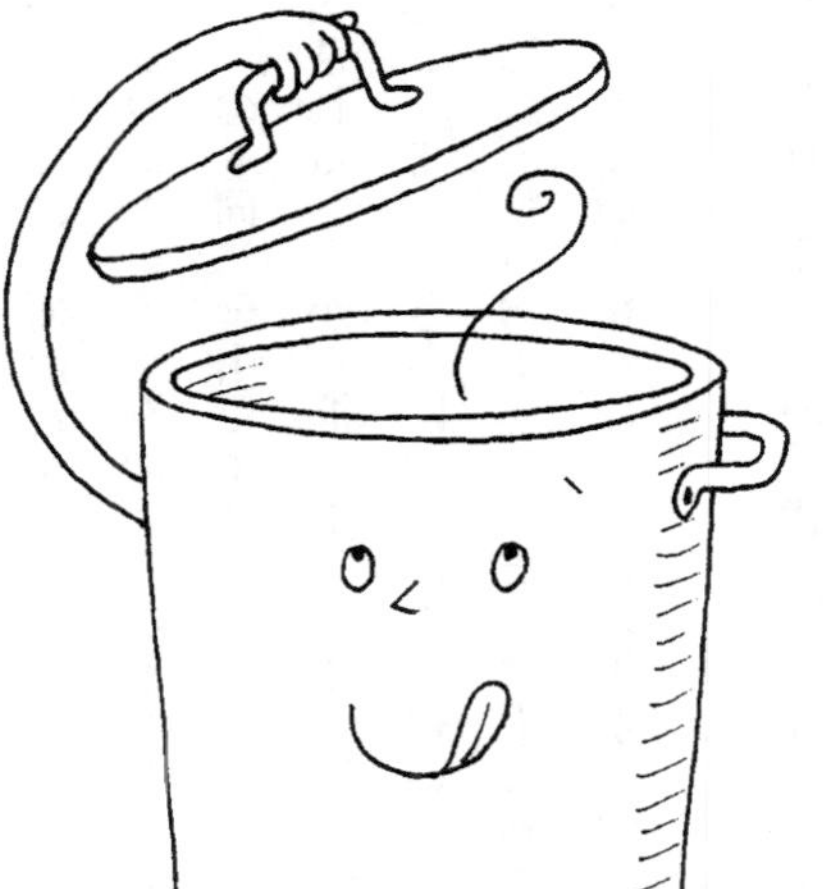

1　酢を使うとヤマイモのかゆみは本当に抑えられる？

皮をむき始めると手がかゆくなり、すりおろし始めるとますますかゆくなり、さらに食べれば口の周りまでかゆくなる……というように、何かとかゆいヤマイモ。このかゆみは、ヤマイモに含まれるシュウ酸カルシウムという、針のような形をした結晶が原因です。ちなみに、サトイモが〈かゆい〉のも同じ理由です。

この結晶は、皮をむくなどして細胞が破壊されると中から飛び出し、まさに針のように手にチクチクと刺さり、かゆみを引き起こします。さらに、かゆみに追い討ちをかけているのがムチン（糖たんぱく質）と呼ばれる粘質物です。ムチンは手に刺さった針状の結晶をさらに押しつけるようにヌメッと皮膚を覆うので、かゆみがしつこく続くのです。

「酢水で軽く洗えばかゆみが治まる」とよくいわれます。この針状の結晶はたしかに酸には弱いのですが、食酢を薄めた水くらいの弱い酸では結晶が溶けることはなく、

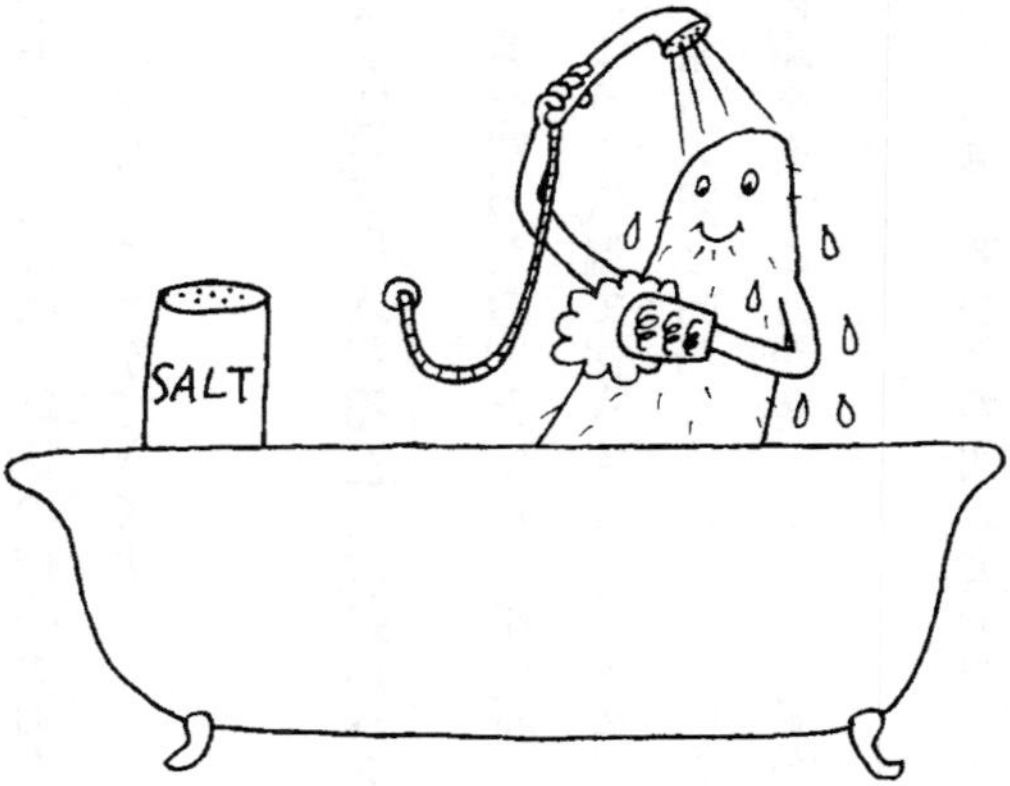

かゆみをあまり防ぐことはできないでしょう。

それよりも、塩を手につけてムチンを洗い流したほうが効果的です。ムチンは水には意外と強く、サッと洗い流したぐらいでは落ちませんが、塩である程度凝固する性質があるので、塩をこすりつけてから水で洗えば落ちやすいのです。

この時に、針状の結晶（シュウ酸カルシウム）すべてがムチンと一緒に落ちるわけではありませんが、結晶を押さえつけているムチンを落とせれば、かゆみはだいぶ治まります。

サトイモ煮のように、皮をむいた後に煮る場合には、皮ごとゆでたり、電子レンジで加熱しておけば、針状の結晶が細胞の中から出られなくなるので、かゆい思いをせずに皮をむくことができます。

2 冷蔵庫に入れると〈風邪をひく〉野菜たち

「野菜を買ったら、とにかく冷蔵庫へ」と思っている人も多いでしょう。実は、冷蔵庫のような低温で保存すると風邪をひいて傷む野菜もあるのです。

野菜も人間と同じように生きています。南国で育った人がちょっと寒い場所に行くと体調を崩すことが多いように、温かい環境で育った野菜も寒い所に置くと代謝異常を起こすのです。

たとえば、寒がりの代表選手のようなナスの場合、低温で保存すると、まず、見た目にツヤがなくなり、2〜3日もするとピッティングと呼ばれる茶色のくぼみが現れ、そこから徐々に腐っていきます。ピッティングが現れる頃には、中身の種の周りは茶色くなり、組織が硬くなり始めています。こうなったら、どう料理をしても、あまりおいしく食べられません。

このように低温で生じる生理的な障害を低温障害と呼びます。低温障害を起こす野菜には、ナス以外にもキュウリやピーマン、サツマイモ、インゲン、トマトなどがあります。これらの野菜は冷蔵庫に入れず、ラップで包装して、日の当たらない場所に置くほうが日持ちしやすいのです。ただし、室温が高くなる夏場や北海道のように凍ってしまうような冬場には、冷蔵庫に入れたほうが安心です。表1―1を参考に、一度、野菜の保存場所を見直してみてはいかがでしょうか。

野菜は、収穫後も生きて呼吸をしています。適温で保存して見た目にはよくても、目に見えない部分、つまり栄養素はどんどん減っていきます。買ったら早めに食べきることが、見た目にも体にもおいしく野菜を食べるポイントです。

表1-1　おもな野菜およびイモの保存温度

種　類	保存温度(℃)
トマト(未熟)	21
トマト(完熟)	8〜10
キュウリ	10〜13
ナス	8〜12
ピーマン	7〜13
オクラ	7〜10
サヤインゲン	4〜7
サヤエンドウ	0
シイタケ	0
レタス	0
キャベツ	0
ハクサイ	0
ホウレンソウ	0
コマツナ	0
シュンギク	0
ニラ	0
パセリ	0
カリフラワー	0
ブロッコリー	0
アスパラガス	0〜2
ダイコン	0
カブ	0
ニンジン	0
タマネギ	0
ショウガ	13〜15
ニンニク	0
ジャガイモ	0〜8
サツマイモ	10〜15
サトイモ	7〜10

3　切り方で変わる野菜の味

野菜は切り方によって味が変わります。生野菜ではシャキッとした歯ごたえの影に味が隠れてしまうのでちょっと気づきにくいのですが、加熱して軟らかくなった野菜では、その味の違いがよくわかります。たとえば、鍋物に入れたニンジンは、同じ厚みでも、繊維に沿って縦に切るほうが横に切った時よりも、野菜の持つ味がしっかりと感じられるようになり、甘みが強くなります。

野菜の味や風味などを示す成分は細胞の中に閉じ込められています。野菜の細胞は基本的に繊維に沿って縦長に並んでいるため、縦に切ったほうが横に切るよりも、切断される細胞の数は少なくなります。こうすると調理しても野菜の成分が野菜に多く残るのです。

味や風味などの成分が残ったほうがよい野菜もあれば、残らないほうがよい野菜もあります。たとえばゴーヤ（ニガウリ）の苦みや、ニンジン嫌いの人であればニンジンの風味を減らしたいなんてことも。このような時には、繊維に対して横に切って調理したほうが、野菜に残る成分が少なくなり、野菜の味や風味が減るので食べやすくなります。

切り方を変えれば、いつも食べているものとはひと味違った野菜に出会えるかもしれませんね。

4 タマネギは縦に切る？　横に切る？

「タマネギは繊維に沿って縦方向に切るものだ」とばかりに、意識せずにいつも縦に切っている人も多いようですが、タマネギを縦に切るか、あるいは繊維に対して直角に、つまり横に切るかで、煮込み時間がずいぶん違ってきます。シチューやカレーなどを作る時に、タマネギを短時間で姿が見えないように煮込みたい場合には、縦に切るよりも横に切ったほうが早く煮えるのです。

タマネギを縦に切って煮込むと、ある程度煮込んでも繊維がタマネギの組織を支えているため、ひと目で「タマネギ！」とわかるように形を保っています。けれども、繊維を断ち切るように横に切って煮込んだ場合には、繊維が短くて組織を支えられないため、縦方向に切った場合よりもずっと短い時間で、タマネギの姿は溶けて見えなくなります。

タマネギは糖分の多い野菜であり、また特有のにおいのもとである含硫化合物にはうまみを強める作用があります。この成分は細胞が崩れたほうが、つまり溶けるぐらい煮たほうが煮汁中に多く溶け出します。煮物やカレーなどの煮込み料理で、タマネギの姿が見えないくらいまで煮ると、甘みやうまみ、コクが一段と強まります。

タマネギは「縦に切る」と決めつけないで、早く煮込みたい時など、目的に応じて「横に切る」ことも考えてみてはいかがでしょうか。

5 新タマネギと普通のタマネギ、どう違う？

半透明の薄皮に包まれ、見るからにみずみずしい、いつもと違うタマネギが早春から初夏のわずかな期間に店先に並んでいます。これが「新タマネギ」と呼ばれるものです。

普通のタマネギは貯蔵に適した品種で、さらに収穫後に日持ちをよくするために約1カ月間貯蔵し、皮を乾燥させてから出荷されますが、新タマネギは日持ちのしない品種で、掘り出した後すぐに出荷されます。新タマネギと普通のタマネギでは食感や味が大きく違い、どちらかというと、新タマネギは生食向き、普通のタマネギは加熱向きといえるでしょう。

新タマネギの特徴は、普通のタマネギに比べて、①水分が多くみずみずしい、②組織が軟らかい、③甘い、④ツンとした辛みが少ないことです。もっとも、甘みのもとである糖の量は普通のタマネギとそれほど変わらず、辛みが少ないために甘みを強く感じるのです。この新タマネギの特徴を踏まえて、普通のタマネギとの調理の仕方の違いをみてみましょう。

●炒め物にはどちらがお好き？

新タマネギは組織が軟らかく水分が多いので、普通のタマネギと同じ時間炒めると、すぐにベチャッとした、水っぽい仕上がりになってしまいます。炒め物にする時には、「ほとんど生じゃない？」と心配になるくらいの短時間で調理することがポイントです。辛みが少ないので、たとえ生でも心配はご無用です。

それに対して、普通のタマネギは組織が硬く、水分も少ないので、炒めても歯ごたえが残りやすく、仕上がりが水っぽくなりません。また、水分が少ないので、甘みやうまみなどの味が強く感じられます。普通のタマネギに多い、特有のツンとした辛み成分である含硫化合物には、うまみを強く感じさせる作用があります。つまり、一緒に炒め合わせた肉などのうまみが強く感じられるようになるのです。

「みずみずしく、シャキッとした食感が好き」というように、タマネギ自体の食感にこだわる場合には新タマネギ、「料理全体の味のバランスがよい炒め物が好き」というように味を重視する場合には、普通のタマネギを使った炒め物がおすすめです。

●煮込み料理では、新タマネギ、普通のタマネギ？

煮物やスープ煮で、「タマネギのとろけるような軟らかい食感が好き」という場合には、これはもう、新タマネギでしょう。〈組織が軟らかい〉という特徴が生かされ、ちょっと煮込むだけで姿形は残しつつも口に入れたらとろけるような食感が得られます。くれぐれも、煮込み時間を長くし過ぎないようにしましょう。溶けてしまいます。

逆に、タマネギそのものよりも、煮汁やスープのうまみ、コクにこだわる場合には、普通のタマネギが適しています。普通のタマネギは辛みが強い、つまり含硫化合物が多く含まれているので、煮汁のうまみやコクが引き立ちます。

●サラダやマリネなどの生食用には、新タマネギがおすすめ！

タマネギは〈切って泣いて〉〈食べて泣いて〉と、生のまま食べようと思えばある意味、料理しにくい野菜です。刺激や辛みのもとである含硫化合物が、タマネギを切

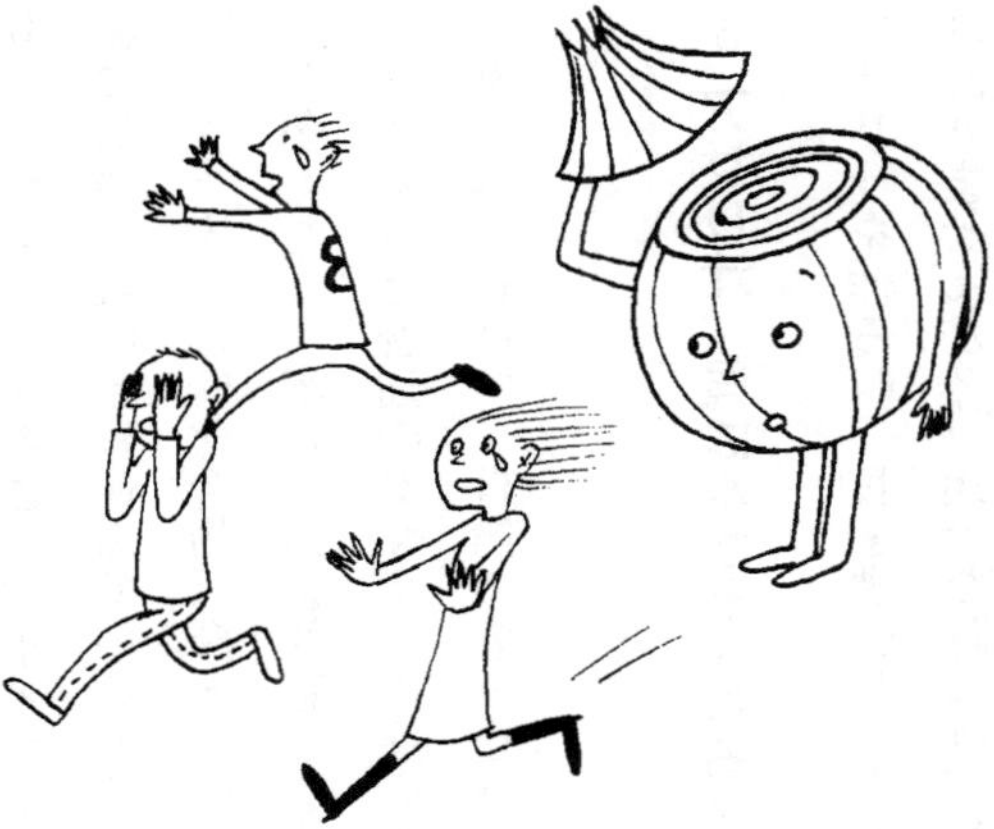

ったりして細胞を破壊すると、その切り口から飛び出してくるからです。
タマネギの辛みを抜くためには、水でさらす方法が一般的です。けれども、水でさらすと、含硫化合物だけではなくほかの水溶性の栄養素なども溶け出してしまい、タマネギの栄養価が下がってしまいます。ところが、新タマネギは含硫化合物の量が少ないので、切ってもそれほど目が刺激されず、そのまま食べてもそれほど辛みを感じません。もちろん、切り方を工夫すれば、水さらしの必要はありません。

新タマネギを水でさらさずにそのまま生で食べるためには、繊維を断つように横に切り、しかも薄く切ることがポイントです。タマネギの細胞は細長い形をしていて、繊維に沿って縦向きに並んでいるので、縦に切るよりも、横に切るほうが細胞を多く切断できます。含硫化合物は揮発しやすいため、切断された細胞が多いほど飛んでいく量が多くなり、辛みをあまり感じなくなるのです。

新タマネギと普通のタマネギの違いを意識して、早春から初夏のわずかな期間に並ぶ新タマネギ料理で、自然の恵みを感じてみてはいかがでしょうか。

6 アサリ汁、貝は水から入れる？　湯から入れる？

アサリ汁を作る時、貝を沸騰した湯から入れようか、水から入れようか、迷ったことはありませんか？　迷った時には、貝をおいしく食べたいのか、はたまた汁のおいしさを味わいたいのかを考えてみましょう。貝のおいしさを優先する場合には沸騰した湯から、汁のおいしさを優先する場合には水から貝を入れるとよいのです。

貝類のおいしさは、うまみや甘みを持つアミノ酸や貝らしい風味を与えるコハク酸と呼ばれる有機酸などの水溶性の成分で成り立っています。これらの成分が貝の身から汁に溶け出すので、貝の汁物はおいしいのです。

貝を水から入れれば、加熱時間が長くなるのでうまみ成分などが多く溶け出します。つまり、水から入れると汁がおいしくなるのです。ただし、身のほうは〈だしガラ〉になってしまいます。

逆に、貝の身そのものをおいしく食べたい場合には、貝を煮立った湯に入れて、短時間で仕上げましょう。煮る時間が短ければ、身のほうにうまみ成分などがたっぷり残り、また締まり過ぎることなく、ふっくらした身を味わうことができます。身も汁もおいしくと思えば、使う貝の半分を水から入れて残りを沸騰してから入れるとよいでしょう。

貝にはタウリンというアミノ酸が多く含まれています。タウリンは血中のＬＤＬコレステロールや血圧を下げるなど、生活習慣病の予防や改善が期待できる成分です。このタウリンが貝の汁には溶け出しています。けれども、貝に豊富な鉄や亜鉛などのミネラルは汁にはほとんど溶け出さないので、身そのものを食べないとたっぷり摂ることができません。健康のために、貝の汁物は汁だけでなく、身もしっかりと口にしたいですね。

7 塩だけではない！ 砂糖も示す脱水作用

野菜に塩を振るとしんなりし、魚では水分が抜けて身が締まります。これは、塩に脱水作用があるためです。いろいろな場面で大活躍の塩ですが、栄養面では、その摂取過剰が気になるところです。

単に野菜や魚を脱水させるために使った塩でも、口に入れれば塩を摂取していることに変わりはありません。そこで塩の摂取量を減らすために砂糖を利用してみてはいかがでしょうか。脱水作用は、何も塩の専売特許ではありません。砂糖にも脱水作用があるのです。

塩や砂糖を振ると脱水するのは、動物や植物の細胞の浸透圧よりも塩や砂糖の浸透圧が高いためです。ただし、砂糖だけを使って塩と同じ程度まで脱水させようと思えば、塩の約6倍量の砂糖が必要です。

砂糖だけで脱水させると食材に甘みがつくことが気になりますが、塩と砂糖を混ぜて使えば、味のバランスも整います。実際に、プロの料理人は、魚を脱水させる際に砂糖と塩を混ぜて使うこともあるようです。砂糖と塩の割合は、料理の味とのバランスで調整され、砂糖が塩の2倍以上と多い場合もあれば、塩のほうが多い場合もあるなどさまざまです。

ポテトサラダに使うキュウリを塩もみする時など、塩を入れ過ぎて塩辛くなることがたまにありますが、塩に砂糖を混ぜて使えば、そんな失敗を防ぐことができそうです。

8 肉ジャガ、早く味を染み込ませる裏ワザ！

忙しく疲れた時には、不思議に〈おふくろの味〉肉ジャガが恋しくなりませんか？肉ジャガは作る手間のあまりかからない料理ですが、ジャガイモがほっくりと軟らかくなり、味が染み込むまでに意外に時間がかかります。

味が染み込むということは、食材の細胞の中に調味料が浸透するということです。肉にしろ、ジャガイモにしろ、細胞が生きている間は細胞にとって必要な物質だけが細胞膜を通過できるので、調味料などは細胞膜を自由に通過することができません。ところが、加熱して細胞が死ぬと細胞膜の機能も失われるため、調味料などが細胞内に自由に入れるようになります。ジャガイモに味が染み込むようになるのは、ジャガイモに火が通って細胞膜の機能が失われた後なのです。ですから、味を早く染み込ませようと思えば、あらかじめジャガイモに火を通しておくとよいのです。このような時に利用したいのが電子レンジです。

電子レンジでジャガイモを加熱している間に肉とタマネギを炒め、鍋にだしと調味料を入れて沸騰させた中に、ジャガイモを入れます。ジャガイモにはすでに火が通っているので、味を染み込ませることだけを考えればよいわけです。また、生のジャガイモを煮込む時には煮込み時間が長くなるので、煮崩れしないようにジャガイモを炒めなければなりません。けれども、この方法では煮る時間が短いので、わざわざジャガイモを炒めて表面を油でコーティングする必要はありません。

電子レンジで加熱したジャガイモを使えば、生のジャガイモから作るよりもずっと早く仕上げることができます。これなら、忙しくて時間がない時でも、〈おふくろの味〉を口にできますね。

9　煮物の味、火を止めてからが勝負！

煮物に味を早く染み込ませようと思って、食材が軟らかくなった後もずっと煮続けていませんか？　必要以上に煮続けても、味は早く染み込みません。実は、煮ている間よりも、火を止めて冷めていく間に、味は食材へどんどん染み込んでいくのです。

煮る過程で食材の温度が高くなっていくと、食材に含まれる水は膨張し体積が増します。さらに煮汁が沸騰すると食材中の水も一部が水蒸気に変わり、体積が格段に大きくなって食材の細胞や組織を押し広げます。はんぺんやちくわなどの練り物を煮ると、体積が増えてパンパンに膨れて煮汁の上に浮かび上がってきますが、ほかの食材でも、目では見えないものの、これに近い現象が組織の中で起こっているのです。

ところが、火を止めて食材の温度が下がってくると、食材中の水の体積は徐々に減って小さくなり、元に戻っていきます。この時、食材中の水の体積が減った分、煮汁が食材の細胞や組織に吸い込まれていきます。つまり、火を止めた直後から、食材に味がどんどん染みていくのです。

また、煮汁が冷えてくると食材内部の温度のほうが高くなりますが、この過程で調味料は温度の高いほうへ移動していくので、食材に味が一層染みていくのです。

食材が十分軟らかくなったら、ふたをしたまま迷わず火を止めて、食材に味を染み込ませましょう。必要以上に煮続けると、せっかくの食材の持ち味が損なわれたり、煮崩れたり、おまけに光熱費も余計にかかったりと、がっかりすることがいっぱいです。

10 塩で魚のヌメリ落とし

魚をさばこうと思ってつかむと、ヌルッとしているのでツルンと逃げられてしまうこともしばしばです。魚の立場からいえば、表面を覆うヌメリのおかげで、水の抵抗が小さくなり泳ぎやすかったり、外傷が防げたり、海水魚では塩分濃度の高い海水へ身の水分が流れ出ず、淡水魚では逆に水分が身に入って水膨れしないのです。

魚にとっては体を守るために大事なヌメリでも、食べる側からみると、特有の魚臭さを感じさせる原因であったり、細菌やいろいろな汚れが付着しているなど、やっかいな代物です。魚をおいしく食べるためにはヌメリを落とさなければなりません。

ヌメリは、糖とたんぱく質が結合したムチンと呼ばれる粘質物でできています。水でサッと洗ったくらいでは落ちませんが、塩で固まる性質があるので、塩を使えばよいのです。直接魚に塩を振り、少しこするようにしてから水で洗い流せば、拍子抜けするくらいヌメリが簡単に落ちていきます。ヌメリがとくに多い魚の場合には、ビニール袋に魚と塩を入れ、ビニールの上からよくもんだ後、水洗いすればよいでしょう。

手をあまり汚さずに、ヌメリを落とすことができます。

塩を味方につければ、魚がヌルッとしなくなるのでツルンと手から逃げることもないでしょう。

11 湯豆腐の「す」は塩で防ぐ

湯豆腐のおいしさは、豆腐のなめらかな優しい舌触りで決まります。ところが、豆腐を加熱し過ぎると大きな穴がボコボコとあきます。このように表面や内部にできる水蒸気などの穴を「す」と呼び、この穴ができることを「すが立つ」といいます。すが立つのを抑えるには、塩を入れた湯で豆腐を温めるのが効果的です。塩の量は澄まし汁ぐらいの塩分濃度、0・5～1％（水1リットルに塩小さじ1～2）程度で大丈夫です。

　大豆たんぱく質はカルシウムイオンなどと結びつくと固まる性質があります。この性質を利用して、豆乳にカルシウムイオンを含む〈にがり〉を加えて作ったのが豆腐です。豆腐は、見た目には固体ですが、実は90％前後が水分です。ちょうどスポンジに水をたっぷり含ませた状態と同じで、豆腐の水分は、固まった大豆たんぱく質の隙間に閉じ込められています。

　豆腐を固めるために入れたカルシウムイオンのうち、20％弱は大豆たんぱく質を固めるのに役立っていますが、残り80％強は豆腐の水分の中でフラフラとさまよっています。豆腐を温めるとフラフラしているカルシウムイオンが活発に動き出し、大豆たんぱく質とどんどん結びついていきます。この状態は、豆乳に適量以上の〈にがり〉

を加えた状態と同じで、豆腐がギュッと縮んで硬くなっていきます。

一方、温度が高くなると豆腐の中では水が水蒸気に変わって豆腐から脱出しようとします。けれども、豆腐が硬くなると脱出することができずに、そのまま水蒸気はどんどん膨れ上がっていくので、そこが大きな穴、つまりすになるのです。

湯に食塩を入れると、食塩中のナトリウムイオンがカルシウムイオンと大豆たんぱく質が結合するのをじゃまするため、豆腐が硬くなりにくく、すがあまり立たなくなります。ほかにも、豆腐のすが立つのを防ぐためには、湯の温度を80℃以上にしないこと、そして豆腐の下に昆布などを敷いて、鍋底からの熱の伝わりをやわらげることも大切です。

12 天ぷらの衣はお酒を使うとカラリと揚がる

衣がカラリと揚がっているかどうかが、おいしい天ぷらかどうかの分かれ目です。

「わかってはいるけど、なかなか衣がカラッと揚がってくれない」ことが悩みの種。けれども、衣を作る時にお酒を加えれば、衣がカラリと仕上がります。

小麦粉に水を加えると、粘りと弾力のある網目構造をしたグルテンというたんぱく質ができます。天ぷらのタネを高温の油に入れると、衣に含まれる水分が蒸発して、まだ熱で固まっていないグルテンの網目を押し広げながら、衣の外に抜けていき、その後グルテンが熱で固まります。グルテンはたんぱく質なので衣の温度が60℃付近から熱で固まり始めます。

水分が蒸発する前に衣がしっかり固まってしまうと、水蒸気が衣の外へ抜け出しにくくなり、カラリと揚がりません。衣がカラリと揚がっている状態とは、衣の水分がしっかり抜けて、水分が抜けた後に油が入り込んでいる状態だからです。

衣を作る時、水だけを使わず、お酒を加えて作ります。水の沸騰点は１００℃ですが、お酒に含まれるアルコールは沸騰点が約78℃と水よりも低く蒸発しやすいのです。衣にお酒を入れると、衣の温度がそれほど高くなくてもアルコールが蒸発してグルテンを押し広げながら、衣の外に逃げていきます。このようにして膨らんで隙間の多くなった衣からは、アルコールに続いて水分が抜けていき、そこへ油が入り込んでくるので、衣がカラリと軽く仕上がるのです。

お酒は日本酒でなくても、焼酎などアルコールを含むものであれば大丈夫です。お酒と水の割合は、日本酒の場合にはお酒1に対して水3を目安にするとよいでしょう。お酒の割合が多くなるほど、衣はカラリと揚がりやすくなります。アルコール分は天ぷらを揚げている間に飛んでしまうので、お子さんにも安心です。

13 魚の臭み抜きは、酸におまかせ

健康によいことがわかっている魚も、生臭みが気になるとなかなか食べられないものです。料理をする時に、酢などの酸味のある食品を使えば魚臭さが抑えられ、おいしく食べられるようになります。

釣ったばかりの魚はほとんど魚臭さを感じませんが、鮮度が落ちてくると臭みが出始め、時間とともに増していきます。魚臭さのもとはおもにトリメチルアミンと呼ばれるアルカリ性の物質で、酸を加えて中和するとにおわない物質に変わるため、魚臭さを抑えることができます。

醤油（pH4・6〜4・8付近）や清酒（pH4・0〜4・3付近）は弱いながらも酸性なので、ある程度魚臭みを消すのに役立ちます。さらに酸が強い食品、たとえばワイン、酢、トマトケチャップ、ソース類、梅干し、柑橘類の絞り汁（pH値2・5〜4・0付近）であれば、魚臭さを消す効果は一段と高くなります。

焼き魚では焼く前に酢を含ませたキッチンペーパーなどで魚の表面を軽くふいてから焼いたり、煮魚では煮汁にワインや酢などを少量入れると、魚臭さが抑えられます。焼き魚や煮魚に酢を使うと、「酢のにおいがつきそう」という声が聞こえそうですが、案じることはありません。酢は揮発性の物質なので、加熱するとある程度飛んでしまい、酢特有の刺激臭や酸味はほとんど気にならないでしょう。

14 レモンを簡単に絞る裏ワザ！

レモンは、そのさわやかな香りと酸味が持ち味ですが、最近では酸味のもとであるクエン酸の疲労回復効果やミネラルの吸収を促進する効果が注目されています。料理に、飲み物に大活躍のレモンですが、いざレモン汁を絞ろうとすると、皮が硬く、果肉の組織もしっかりしているので、力を入れても十分に絞りきれないことが多いものです。けれども、絞る前に電子レンジで少し加熱すると、レモンの皮や果肉が軟らかくなり、レモン汁を最後までしっかり絞りきることができます。

レモンに限らず、植物の細胞と細胞の間にはペクチンと呼ばれる物質が存在していて、細胞同士をくっつける糊のような役割をしています。ペクチンは温度が低い時には固まった状態ですが、温度が高くなると流動性を示すようになるため、細胞同士の結びつきが弱まり組織が軟らかくなります。電子レンジで加熱するとレモン汁が絞りやすくなるのはこのためです。

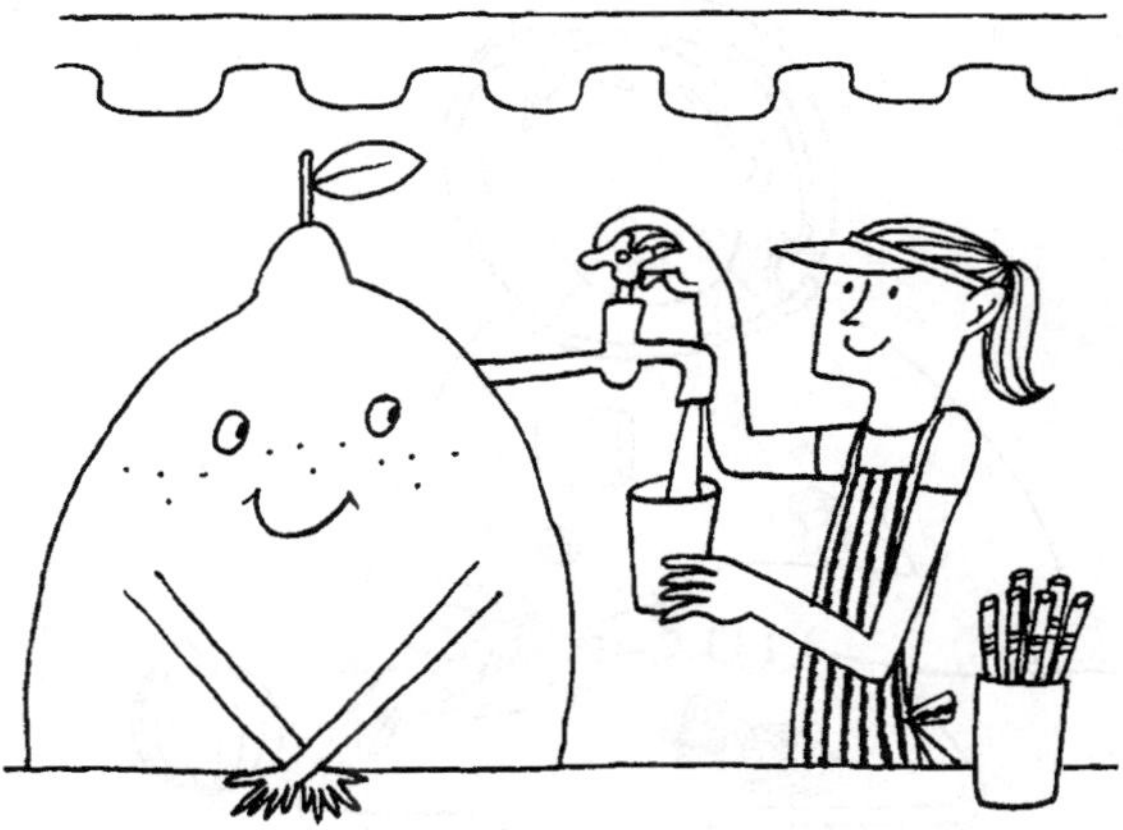

電子レンジでの加熱時間は、レモン1個につき30秒ぐらいが目安です。ラップをする必要はありません。オレンジやユズ、ダイダイなどの柑橘類の果汁も、電子レンジで加熱すると絞りやすくなります。

15 タマネギ、冷やして切れば涙が出ない？

タマネギを包丁で切ると目が痛くなり涙が出ることは、だれもが経験します。これは、タマネギを切ることで細胞が傷つくとアリイナーゼ（CS—リアーゼ）

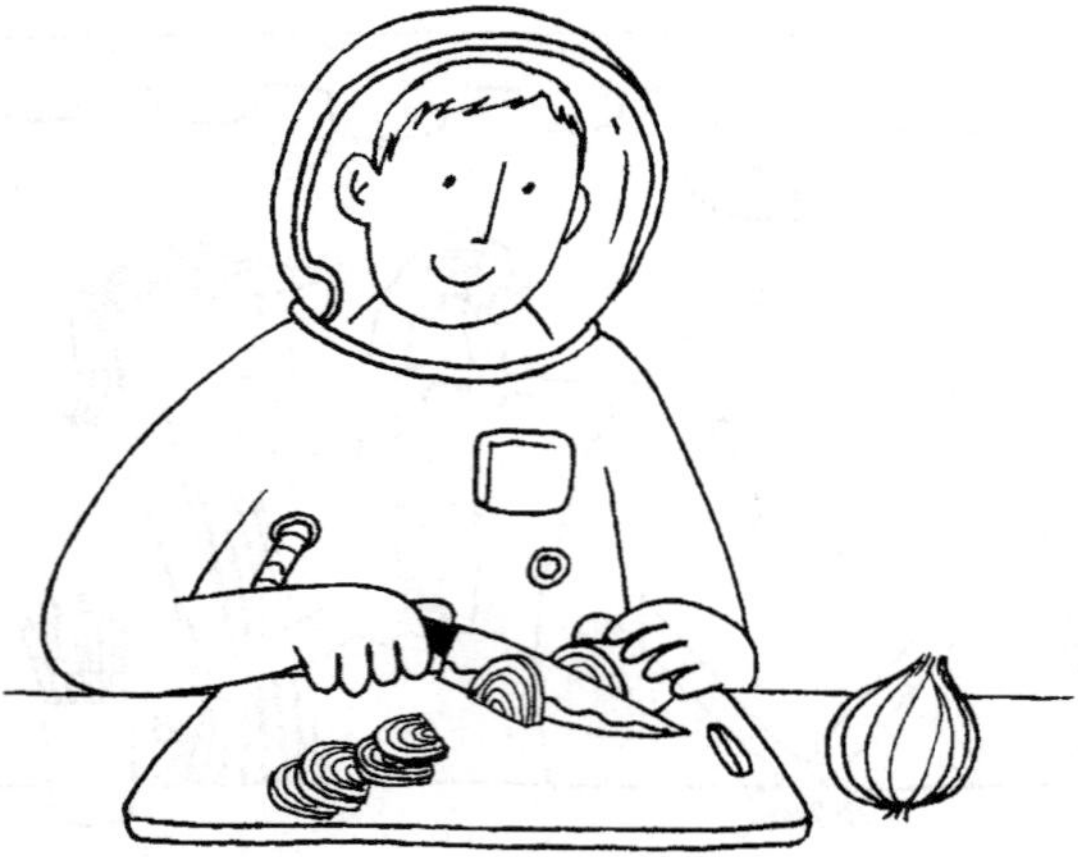

という酵素が働き始め、イソアリインと呼ばれる含硫化合物を分解し、揮発性の催涙性物質、つまり目を刺激する物質が作られるからです。

催涙性物質が揮発性ということは、温度が高ければ細胞の中から空気中に飛び散りやすく、逆に温度が低ければ飛び散りにくいということです。ですから、タマネギを冷蔵庫などで冷やせば、ポロポロと涙をこぼすほど目が痛くなりません。

この物質は水に溶けやすいので、皮をむいた後にサッと水で洗い、なるべく水に濡れた状態で切ることも、催涙性物質が飛び散らないようにするためのひとつの手です。ただし、冷やすにしても、水につけるにしても、できるだけ手早く切り終えなければ、じきに催涙物質が飛び出してきます。

また、切れない包丁を使うと、細胞が余分に破壊される分、酵素がよく働いて催涙物質が多く作られやすいうえ、飛び散りやすいので、スパッと切れる包丁を使いましょう。もし生のタマネギを切って絶対に泣きたくないと思うならば、ゴーグルなどで目を覆うのが一番効果的です。

16 ハンバーグ、トースターでふっくらジューシーに

「ハンバーグはフライパンで焼くもの」と思っている人も多いことでしょう。フライパンだけを使って焼くと、焼いている間中、火加減や焼き具合を気にしながら、コンロの前に張りついていなければなりません。うっかり目を離した隙に焦がしてしまっ

たなんてことも、しばしばです。けれども、フライパンで表面に焼き色をつけたハンバーグをオーブントースターで加熱すれば、焦げる心配もなく、ハンバーグをふっくらと焼き上げることができます。

それでは、オーブントースターを使ったハンバーグの焼き方です。ハンバーグのタネをフライパンで焼く時のように小判形にまとめます。この後に小麦粉をまぶす人もいるようですが、小麦粉は必要ないでしょう。温めたフライパンにハンバーグを入れて、強めの中火で両面に焼き色をつけます。ここでは単に焼き色をつけることが目的なので、中まで火を通そうと思わなくても大丈夫です。

表面にこんがりと焼き色がついたら、オーブントースターの受け皿にハンバーグを並べ、中心に火が通ってこんもりと膨れ上がるまで焼きます。焼き時間は、オーブントースターの機種にもよりますが、消費電力が1000Wの製品であれば、5～10分間くらいを目安にすればよいでしょう。中まで火が通っているかどうかが不安であれば、スイッチが切れた後も、そのまましばらくオーブントースターの中に入れておくと、余熱で中心まで火が通ります。驚くほど、ジューシーでふっくらと焼き上がるので、ぜひお試しください。

17 ダイコンおろしの汁は麩に吸わせて！

ダイコンをおろした時に出てくる汁をどうしていますか？　この汁には、高血圧の予防改善に役立つカリウムや活性酸素の働きを抑えるビタミンC、さらに胃もたれ解消に役立つデンプン分解酵素（アミラーゼ）、がん予防が期待できる辛み成分のイソチオシアネートなど、健康に役立つ成分が豊富に含まれています。「ダイコンおろしが水っぽくなるから」といって、汁を絞って捨ててしまうのは、あまりにももったいない話です。そこで、ダイコンをすりおろした中に麩を入れると、汁を吸った麩がまさに〈ダイコンおろし〉のようになり、汁も余さず食べられます。

ダイコンをおろすと、細胞が破壊されるので、細胞の中の水分、つまり汁が外に出てきます。ダイコンおろしを入れた器を傾けるだけでも全体の重さの1割分ぐらいの汁が出てきます。これをちょっと押さえて軽く水気をきるようにすると、さらに2～3割分の汁が出てきます。

おろし金ですった麩をダイコンおろしに混ぜ込むと、見た目には、麩の淡い色がつくものの、それ以外はまるで汁気を切ったダイコンおろしのようです。もちろん、食べたらまさにダイコンおろしを口にしたような食感で、麩が入っていることを忘れてしまいそうなくらいです。こうすれば、出てきた汁は丸ごと口に入ります。

ダイコンおろしを作るたびに麩をおろし金ですりおろすのが面倒であれば、ミキサーやフードカッターを使って一度にたくさん作っておき、残ったら冷凍庫で保存します。次回のダイコンおろしの時には、そのまま使えるので、とても便利です。

18 ゴーヤチャンプルー、苦みを抑えるワザ、ベスト5！

ゴーヤ（ニガウリ）はビタミンCが豊富なうえ、特有の苦み成分には血糖値や血圧を下げる効果が期待できるといわれ、最近ではすっかり健康野菜として市民権を得た感じがします。苦みがとても強いので、生で食べるにはかなり勇気がいりますが、ゴーヤチャンプルーにすると、苦みが不思議にやわらぎます。

ゴーヤチャンプルーの苦みを抑えるワザとは次の５つです。

①ゴーヤのワタをしっかり取り除く

ゴーヤの苦みのもとはキュウリなどのウリ科の植物に共通の苦み成分、ククルビタシン類ですが、ワタの部分にとくに多く含まれています。スプーンなどでかき出して、しっかり取り除くことが大切です。

②薄切りにする

切るだけでも細胞が破壊されるのですが、薄切りにすればそれだけ細胞が多く破壊されるので、その分細胞の中から苦み成分が出やすくなります。さらに苦みを抜こうと思うなら、薄切りにしたゴーヤを水につけるとよいでしょう。苦み成分が切り口から水に流れ出ていきます。

③炒め時間を長めにする

薄く切ったゴーヤを炒めれば、熱で細胞が破壊され、細胞の中から苦み成分が流れ出します。炒め時間が長くなればなるほど細胞が破壊されるので、苦み成分が多く流れ出し、ゴーヤ自体の苦みは弱くなります。

④卵に苦みの汁を吸わせる

ゴーヤから苦い汁が十分出てきたところに卵を入れると、卵が苦い汁を包みこんで固まります。味は舌などにある味蕾《みらい》の部分に直接触れた時に感じますが、苦い汁を包み込んだ卵を口にしても苦み成分が味蕾に直接触れにくいため、苦みは格段に感じにくくなります。また、ゴーヤ自体に残っている苦み成分の量が少ないため、歯でかんでも苦みをそれほど感じません。

⑤油を使う

油で炒めたゴーヤを口に入れると味蕾が油の膜で覆われるため、苦み成分が味蕾に接触しにくく、苦みを感じにくくなります。

これらの5つはゴーヤだけに使えるワザではありません。苦手な野菜を克服する時にも使えるものなのです。

●ゴーヤチャンプルーのワザを使って、子どものピーマン嫌いを克服！

子どもの嫌いな野菜ワースト3の常連といえば、ピーマンです。その理由は「苦いから」。けれどもゴーヤの苦みを抑えるワザに習えば、ピーマン嫌いの子どもも徐々にピーマンが食べられるようになり、やがてピーマンをおいしいと感じられる日がやってくるでしょう。

まずは、ピーマンをたっぷりの油で炒めてみましょう。それでも「ピーマンが苦い！」と嫌がるようであれば、うす切りにして炒め時間を長くし、さらに卵でとじてみます。オムレツ風にして、子どもたちの大好きなケチャップを添えれば、かなりピ

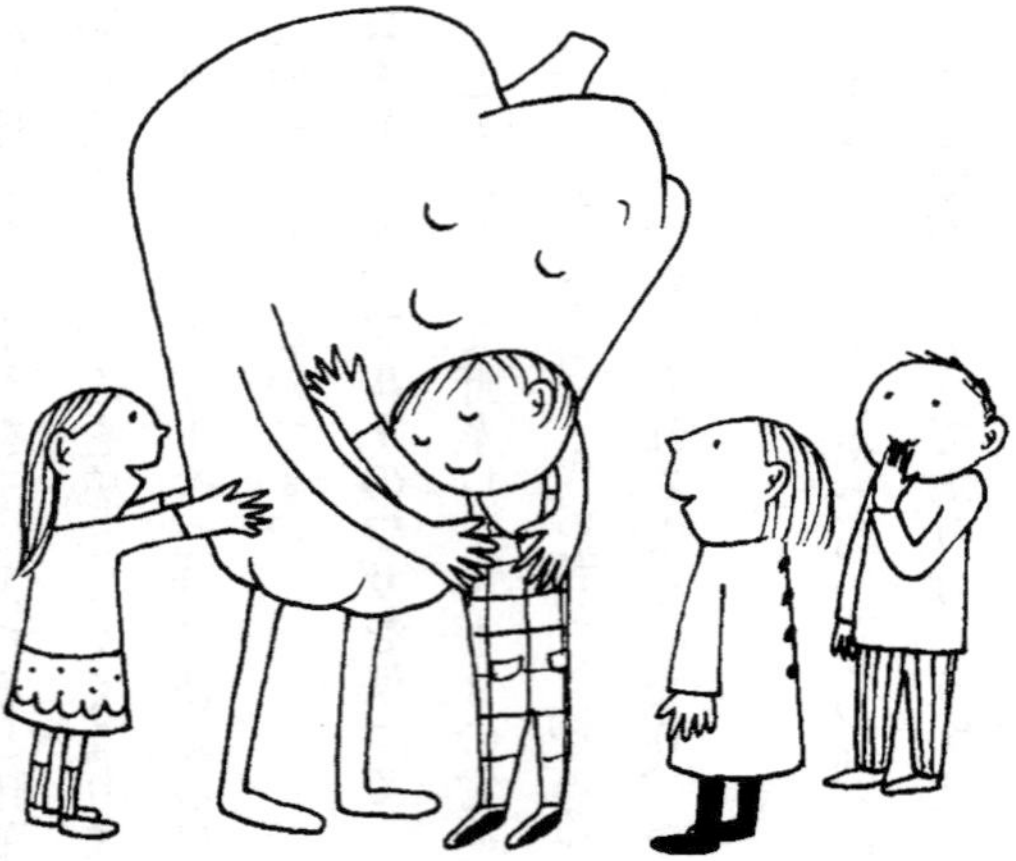

ーマンが苦手なお子さんでもおいしく食べられるでしょう。
　野菜全般に含まれる苦みを示す成分のひとつ、ポリフェノールには抗酸化作用があり、近年、がんの予防や老化の抑制に役立つことなどが次々に明らかにされています。子どもたちが将来にわたって健康に過ごせるようにするためには、苦手な野菜を克服させてあげることが大切ですね。

19 ケチャップを入れるタイミングで決まる、チキンライスのおいしさ

〈赤いご飯〉のチキンライスは、子どもから大人までファンの層が厚い料理です。おいしいチキンライスはご飯を口に入れた時に飯粒がふっくらしつつ、ホロホロとほぐれる状態に仕上がっています。おいしく作ろうと頑張ったけれど「なかなかおいしく作れない」「ご飯がベチャッとする」とお悩みの人は、もしかしたらケチャップを加えるタイミングが悪いのかもしれません。

ご飯を炒め、仕上げにケチャップを加えると、ご飯がベタついてしまいますが、具材を炒める時にケチャップも一緒に炒めてからご飯を炒め合わせると、ベタつかず、ふっくらしたチキンライスに仕上がります。

ケチャップは6～7割が水分なので、仕上げにケチャップを入れるとご飯がケチャップの水分を吸ってふやけてしまい、ベタつくのです。ケチャップはご飯と混ぜ合わせる前に水分を飛ばすことが大切。そのためには、具材全体に火が通りかけた頃に、

具材をフライパンの片隅に寄せて、あいた所にケチャップを入れ、焦げないようによく混ぜながら炒め、余分な水分を飛ばします。炒めたケチャップと具材を合わせた後、ご飯を加えてさらに炒めれば、ご飯はベタつかず、コクのあるチキンライスに仕上がるでしょう。

ケチャップはグルタミン酸と呼ばれるうまみ成分が豊富なトマトを濃縮し、酢を加えて作られます。ケチャップを炒めると、水分が飛んでうまみ成分が濃縮されるだけでなく、酢の酸味のもとである酢酸の一部が飛んで酸味がやわらぐので、味にコクと深みが出てきます。

20 炒め物、マヨネーズで低塩、低カロリー

マヨネーズは「料理にかけるもの」と考えがちですが、植物油が7割強含まれているので油の代わりになり、炒め物も作れるのです。マヨネーズを使う利点は、エネル

表1-2　調味料の食塩含有量（100gあたり）

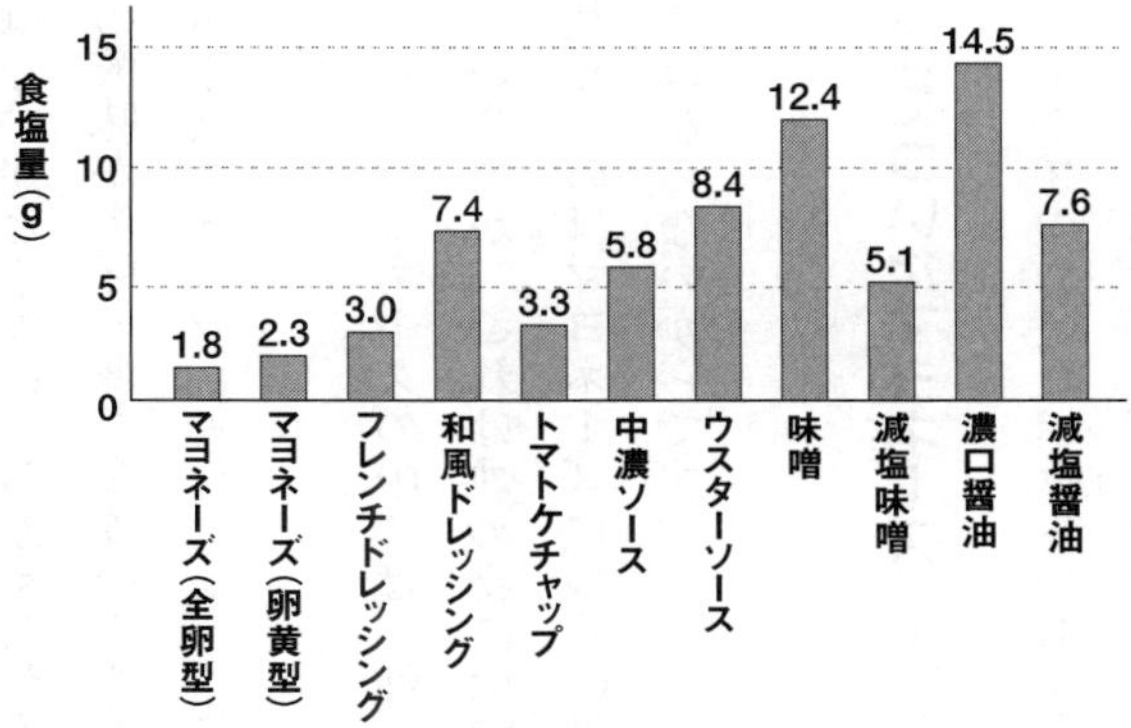

資料）文部科学省，五訂増補日本食品標準成分表ほか

ギー摂取量や塩分を抑えられることです。炒め物に使うマヨネーズの量は油と同じで、１人分大さじ⅓〜½ぐらいです。マヨネーズで炒めれば、エネルギー量は油よりも２割ほど低くなり、塩分の量もかなり減らせます。実際に１人分のニンジン（70グラム）の炒め物の塩分量を比べてみると、マヨネーズ大さじ½で炒めた場合の塩分量は０・１グラムですが、油で炒めると塩を加えるため０・５グラムぐらいになります。

　マヨネーズだけを使って炒めると、塩を使わないので塩味が薄くて物足りないのではないかと心配になるかもしれませんが、ご安心ください。マヨネーズに含まれる酢の酸味が塩味の薄さをカバーする効果があるので、物足りなさを感じさせません。マヨネーズをサラダにかけても、「塩味が薄いから物足りない」と感じないのと同じことです。

ただし、マヨネーズの中には、油の使用量を少なくしてカロリーを抑えた製品が出回っていますが、これは炒め物には向いていません。炒め物で油の代わりにマヨネーズが使えるのはマヨネーズに多くの油が使われているからで、油の量が少なければ炒め物にはならないからです。

21 皿についたマヨネーズ、水で流せば、サラッと落ちる

マヨネーズのついたボウルや皿を湯や洗剤で洗うと、きれいになるはずのボウルや皿がかえって油でギトギトになることがあります。けれども水で洗い流せば、マヨネ

ーズはサラッときれいに落ちてしまいます。

マヨネーズはなめてもあまり油っぽさを感じませんが、実は成分の約7割が油で、残りが酢や卵です。マヨネーズの中では、油は卵黄の働きで乳化され、細かい油滴（油の粒）になって酢の中に散らばっています。このため、マヨネーズを口に入れた時に口中の粘膜に油がベタッと触れないため、油が多いのに油っぽさを感じさせないのです。

湯を使うとマヨネーズの温度が上がり、小さい油滴がどんどん合わさって大きな油滴となり、皿などの表面に油の膜となって広がります。また、洗剤を使うと、卵黄の乳化剤としての働きをじゃまするので、油滴は湯を使った時と同じように大きな油滴になり、皿の表面に広がります。こうなると、皿がギトギトになってしまいます。けれども、最初から水で洗えば油滴が大きくなることもなく、酢とともに皿からサラッと流れ落ちるので、きれいに洗えるのです。

なお、低カロリーのマヨネーズタイプのものは、エネルギー量を抑えるために油の量を少なくしているか、油をまったく含んでいないので、湯や洗剤を使って洗い流しても、油でギトギトすることはほとんどありません。

22 パサつきやすい鶏むね肉の唐揚げをジューシーにする裏ワザ！

鶏むね肉は、低脂肪・高たんぱく質である点が魅力です。半面、脂肪が少ないため、少しでも水分が抜けるとパサついた食感になってしまうのがやっかいな点です。

唐揚げはフライや天ぷらに比べて衣が粉だけと薄いため、揚げている間に肉の水分が蒸発して失われやすいのです。このため、材料には〈むね肉〉ではなく〈もも肉〉がよく使われます。もも肉であれば脂が多いので、揚げる間に水分が多少抜けたとしても組織の隙間に脂が溶け込み、食べた時にパサつき感が感じられません。

反対に、むね肉の場合には、水分が抜ければてきめんにパサつき感が強く現れます。

けれども、粉をつける前に肉に水を少し加えてもみ込めば、むね肉でもジューシーな唐揚げに仕上がります。

一般に、唐揚げを作る時には下味をつけるために塩分を含む調味液に肉を浸しますが、こうすると、浸している間に塩分の脱水作用で肉から水分が一部抜けていきます。次いで、汁気をきった肉に粉をまぶすと、ここでも肉の水分は粉に吸われて失われ、さらに揚げている間にも蒸発によって失われていきます。このような方法で唐揚げを作ると、肉の水分はいろいろな場面で失われてしまうのです。

下味をつけて汁気をきった肉に、むね肉1枚約300グラムに対して大さじ⅔〜1ぐらいを目安に水を加えてもみ込んだ後、10分ほど置けば、脱水によって失われた分の水分だけではなく、その後粉に吸われる水分や揚げている間に蒸発する水分の補給になります。このため、むね肉を使っても、ジューシーな唐揚げに仕上がるのです。

ただし、いくら揚げる前にむね肉に水分を与えたからといっても、揚げ時間が長くなれば熱で肉が縮んで肉汁が絞り出されて失われるので、パサつき感が出てきます。むね肉を揚げる時にはとくに揚げ時間を短めにするようにし、余熱で火を通すぐらいの気持ちで揚げることが大切です。

23 冷水につけるとゆで卵の殻がむきやすくなるのはどうして?

ゆで卵の殻がきれいにツルンとむけると、「やった!」とすがすがしい達成感を感じます。卵をゆで終わった後、そのまま鍋の中に入れておくと殻がむきにくいことが多いのですが、すぐに冷水につけると殻がツルンとむきやすくなります。

ゆでた直後の卵の中は、卵白で発生した水蒸気や卵の気室にある空気などが熱で膨張しているため、薄皮に包まれた卵白が殻に押しつけられた状態です。けれども、水につけて急激に冷やすと熱で膨張していた卵の中身がしぼむ一方で、殻にある目に見えない小さな穴(気孔)から水が入り込んだり、卵白で発生した水蒸気が冷やされて薄皮付近で水になったりします。こうなると、殻と薄皮、そして薄皮と卵白の間にわずかに水の層ができるので、薄皮がはがれやすくなり、殻がむきやすくなるのです。

冷水につける時間は1～2分ぐらいで大丈夫です。

殻をむきやすくするためには、冷水につける以外にも、ゆでている間に卵の一部が顔を出さないように鍋に水をたっぷり入れること、またゆで水の温度を速やかに上げて沸騰させ、その後軽く沸騰した状態を保つようにするなど、卵白がある程度固まるまで高い温度に保ち続けることも大切です。

卵白は80℃付近になると固まりますが、ゆで水の温度をあまり高くせずにゆっくり時間をかけて固めると、卵白と薄皮がピッタリと密着したまま固まってしまうので、薄皮が卵白からはがれにくく殻がむきにくくなります。

24 サラダの生野菜をパリッとさせる裏ワザ！　冷水ではなく○○につける

新鮮な生野菜のサラダは、見るからに「体中の血がきれいになりそう」な気がします。みずみずしい生野菜サラダを作るポイントは、一にも二にも、野菜をパリッとさせることです。このため、切った野菜を冷水につけることも多いようですが、実は冷水につける前に50～60℃くらいの〈ぬるま湯〉につけたほうが、野菜は一段とパリッと、シャキッとするのです。

野菜は加熱すると、普通は軟らかくなると思われています。けれども、実際には単に軟らかくなっているわけではなく、50～60℃付近ではおもに硬くなる現象が、80～90℃付近ではおもに軟らかくなる現象が起こっているのです。野菜の加熱調理では、普通、60℃くらいで加熱をやめることがないので、野菜の硬くなる現象に気づかないことが多いようです。

野菜の組織は、野菜の細胞同士をくっつける糊のような働きをしているペクチンの存在で保たれています。50～60℃付近で野菜が硬くなるのは、野菜に含まれる酵素（ペクチンメチルエステラーゼ）がこの温度帯で活発に働き、ペクチンの構造を変化させ、野菜の組織が一層、強固になるためです。

野菜をパリッと硬くするには、50～60℃くらいの湯に5～10分間ぐらいつけて酵素を働かせた後に、冷水に浸して野菜の温度を下げてペクチンを固めます。これを手でちぎり、さらに10分くらい冷蔵庫で冷やせばパリッとシャキッとした野菜の完成です。お好みのドレッシングで、野菜のシャキッとしたみずみずしい食感をお楽しみください。

25 余った食パン、保存は冷蔵庫よりも冷凍庫

食パンを1斤買うと、1回に食べきれずに残ってしまうことが多いものです。食パンの保存は、冷蔵庫よりも冷凍庫のほうが長持ちするだけでなく、おいしさを保てます。食べる時は凍ったまま、トースターで焼けばおいしく食べられます。

食パンの主成分はご飯と同じデンプンです。炊き上がったご飯をそのまま放っておくと、デンプンの分子構造が変化するため次第に固くなってボロボロになり、まずくなっていきます。この現象は老化と呼ばれますが、食パンもご飯と同じように、放っ

ておくとどんどん老化が進みます。食パンが老化すると、パサパサした食感になり口当たりが悪くなるばかりでなく、消化酵素が作用しにくく、消化も悪くなってしまいます。

老化がもっとも進みやすい温度は2～3℃ですが、これはちょうど冷蔵庫内の温度なので、冷蔵庫で食パンを保存すると老化が進んで、まずくなってしまうのです。けれども冷凍庫に入れると、食パンのデンプンは老化せずにそのままの状態で凍ります。食べる時には凍ったままトースターで焼けば、買ってきたばかりの食パンをトーストした時のように、ふっくらとおいしく焼き上がります。買ってすぐに食べない時にも、とりあえず冷凍庫で冷凍しておくとよいでしょう。

冷凍する時には、ちょっと面倒でも食パン1枚ずつをラップに包み、さらに冷凍庫のにおいが移らないように、ビニール袋やジッパーつきの冷凍用保存袋に入れましょう。

26 蒸しイモ、焼きイモ、大きく切れば甘みアップ！

冬になると「い〜しや〜きぃ、イモ！（石焼きイモ）」という、独特の呼びかけに胸がときめきます。石焼きイモはどうしてあんなに甘くておいしいのでしょう。それは、もちろん〈焼く〉という加熱法が大きく貢献していることはいうまでもありませんが、それ以外にも大きな1本のサツマイモを丸のまま加熱していることも理由のひとつとして挙げられます。

サツマイモにはデンプン分解酵素（βアミラーゼ）が多く含まれており、加熱するとこの酵素の働きでデンプンが麦芽糖に変わるので甘くなります。この酵素は50〜55℃で盛んに働きますが、70℃付近まで働くことが明らかにされています。石焼きイモが甘いのは、長い時間をかけてサツマイモを加熱し、酵素をしっかり働かせているからです。

サツマイモを甘くするには酵素の働く温度帯にできるだけ長く保つことがポイント

です。同じサツマイモでも、2等分、3等分と小さく切り分けるよりも、丸ごと1本加熱したほうが中心に火が通るまでの時間が長くなります。つまり、酵素の働く時間が長くなるため、その分、甘みが増すのです。

大きなサツマイモを丸ごと1本加熱すれば、焼いても、蒸しても、糖の作られる量はあまり違わないことが実験で確かめられています。ただし、焼いた場合には水分が蒸発して甘みが凝縮されるため、甘みは強くなります。

サツマイモを焼いたり、蒸したりする時には、上品に切り分けたりせず、ドーンと1本丸ごと加熱して、甘くなったサツマイモにかぶりつくのが一番かもしれません。

27 黒豆を照りのある漆黒に煮るには?

黒豆は正式には黒大豆といい、色はまったく違うものの、大豆の持つ健康効果をしっかり兼ね備えています。「日本料理は目で食べる」といわれますが、黒豆煮の真っ黒で照りのある宝石のような美しさは、栄養面もさることながら、まさに「目で食べても」おいしい料理です。

皮の黒い色はアントシアン系のクリサンテミンという色素によるものです。アントシアン系色素は水に溶けやすく、酸性・アルカリ性で色が変わり、さらに熱に不安定で、60℃以上になると退色し始め、100℃で2時間も加熱すれば色素の約20％が退色することが実験で確かめられています。けれども、色素が鉄イオンと結合すると安定して美しい色を保つようになります。昔から黒豆を美しい黒色に煮上げるために鉄の釘を入れて煮たりしていますが、鉄鍋で煮ても、これと同じ効果が現れます。

黒豆の色素は、「目によい」といわれ一躍有名になったブルーベリーの色素と同じ仲間で、抗酸化力が強いことが明らかにされています。黒豆を鉄鍋で煮れば、目にも体にもおいしい黒豆に煮上がることでしょう。

28 粉辛子はぬるま湯で溶く

辛子はアブラナ科カラシナの種子で、油を絞りとった後の種子を細かく砕いて乾燥させたものが粉辛子（辛子粉）です。おでんなどの料理に粉辛子を練って添えると、辛子特有の風味とビシッとした辛みで料理の味がぐんと引き立ちます。

粉辛子には、もともと辛み成分が含まれているわけではありません。水を加えて練るとミロシナーゼという酵素が働きだし、粉辛子に含まれるシニグリンと呼ばれる物質が変化して、初めて辛み成分（アリルイソチオシアネート）が作られるのです。

酵素がもっともよく働く温度は40℃前後なので、粉辛子は水で練るよりもぬるま湯で練るほうが辛みは強く現れます。また、練った後にしばらく置いておけば、その間にも酵素がせっせと働くので辛みがより一層増してきます。ただし、辛み成分は揮発性なので、置いておく間はラップなどをかぶせて辛み成分が飛んでしまわないように気をつけなければなりません。

最近ではチューブ入りの練り辛子が出回っており、手軽なことからこれを使う機会も増えましたが、開栓後は、保存中に辛みが一部抜けてしまうこともあるようです。ビシッとした辛みが欲しい場合には、食べる直前に粉辛子をぬるま湯で練ってみるのもよいものです。「昔は粉辛子を溶いて使ったものだわ」などといわずに、たまにはいかがですか。

29 昆布は酢で煮ると軟らかくなる

昆布を煮る時に酢を加えると、硬い昆布が軟らかくなります。昆布にはアルギン酸カルシウムと呼ばれる成分が多く含まれており、この成分が細胞と細胞の間にあって昆布の組織を支えています。ところが、酢を使って煮ると、アルギン酸とカルシウムがバラバラになって昆布から溶け出してくることが実験で確かめられています。組織の硬さを保つのに役立っているアルギン酸カルシウムがバラバラになって溶け出してくれば、当然昆布は軟らかくなります。

昆布を軟らかくする効果を示すのは酢だけではありません。梅干しのように酸味があり、煮汁が酸性になるものなら何でも大丈夫です。

最近、家庭で昆布を煮る機会がめっきり減りましたが、これは昆布でじかに〈だし〉を取らずに簡便なうまみ調味料を使う機会が増えたためでしょう。昆布は、日本人に不足しがちなカルシウムや鉄、マグネシウムなどのミネラルを豊富に含むうえ、最近では、アルギン酸などの水溶性食物繊維にコレステロール低下作用や血糖値の上昇抑制作用のあることなどでも注目されています。

たまには昆布でだしを取ること、そしてその昆布を煮て食べることを思い出してはいかがでしょうか。煮る時には、くれぐれも酢を使うことをお忘れなく。

30 黄身が割れない、卵の殻を割るコツ

目玉焼きを作ろうとフライパンに卵を割り入れた途端に、黄身がデレーッと流れ出てしまいがっかりしたり、割った卵に殻が混じって白身のヌルヌルと戦わなければならなかったり……ということはありませんか？　卵の殻を割って中身を出すだけのことですが、なかなか思うようにいかないことも多いですね。「たかが殻、されど殻」といったところです。

卵の黄身が流れ出すのは、とがった殻が内向きに折れ込み、中身が落ちてくる際に卵黄膜を傷つけるためです。卵の殻が内向きに折れ込むのは、往々にして、ボウルの縁やまな板の角など、どこかとがった部分で卵をたたいた時です。

卵を割る時には、殻が内向きに折れ込まないように、平らな面に卵をトントンと軽くぶつければよいでしょう。こうすると、卵の殻がひび割れるだけですぐ内側の卵殻膜を突き抜けないため、殻のとがった部分が内側に折れ込むことはありません。殻に

ひびが入ったら、その部分を両手の親指で押し広げるようにして、白身や黄身を落とします。

31 煮たダイコンは甘いのに、なぜダイコンおろしは辛いの?

ダイコンはおろすと辛いのに、煮ると甘いですね。考えてみれば不思議な現象です。ダイコンは、糖分が3%前後と野菜にしては多く、その一方で辛みのもととなる物質(イソチオシアネート配糖体)を含んでいます。ダイコンを切ったりおろしたりして細胞が破壊されると、酵素(ミロシナーゼ)の働きで辛みのもととなる物質(イソチオシアネート配糖体)がイソチオシアネートと呼ばれる辛み成分に変わります。

つまり、ダイコンをおろすと辛みが生じ、この辛みの陰に糖の甘さが隠れてしまうので、ダイコンおろしは辛いのです。ところが酵素は熱に弱いので、加熱すると働かなくなるため辛み成分が作られません。加熱したダイコンが甘いのは、辛み成分がなく、糖の甘みだけが感じられるからです。

生のダイコンをスティックサラダなどで食べた時にも辛みを感じますが、これは歯でかむことで細胞が壊れ、酵素が働き始めるからです。ただし、ダイコンおろしのように細胞が細かくすりつぶされているわけではないので、同じダイコンでもスティック状の時にはそれほど辛みが強くありません。

32 ダイコンおろしの食べ時はいつ？

焼き魚にはダイコンおろしが欠かせません。ダイコンのピリッとした辛みとさっぱりした味わいが、焼き魚のおいしさを何倍にも引き立てます。

ピリッとした辛みのあるダイコンおろしが食べたい時にはおろしたてを、辛みを抑えさっぱりした味わいのダイコンおろしが食べたい時には、おろしてから１時間くらい置いたものが適しています。

図1-1　ダイコンの部位別の辛み成分量の変化

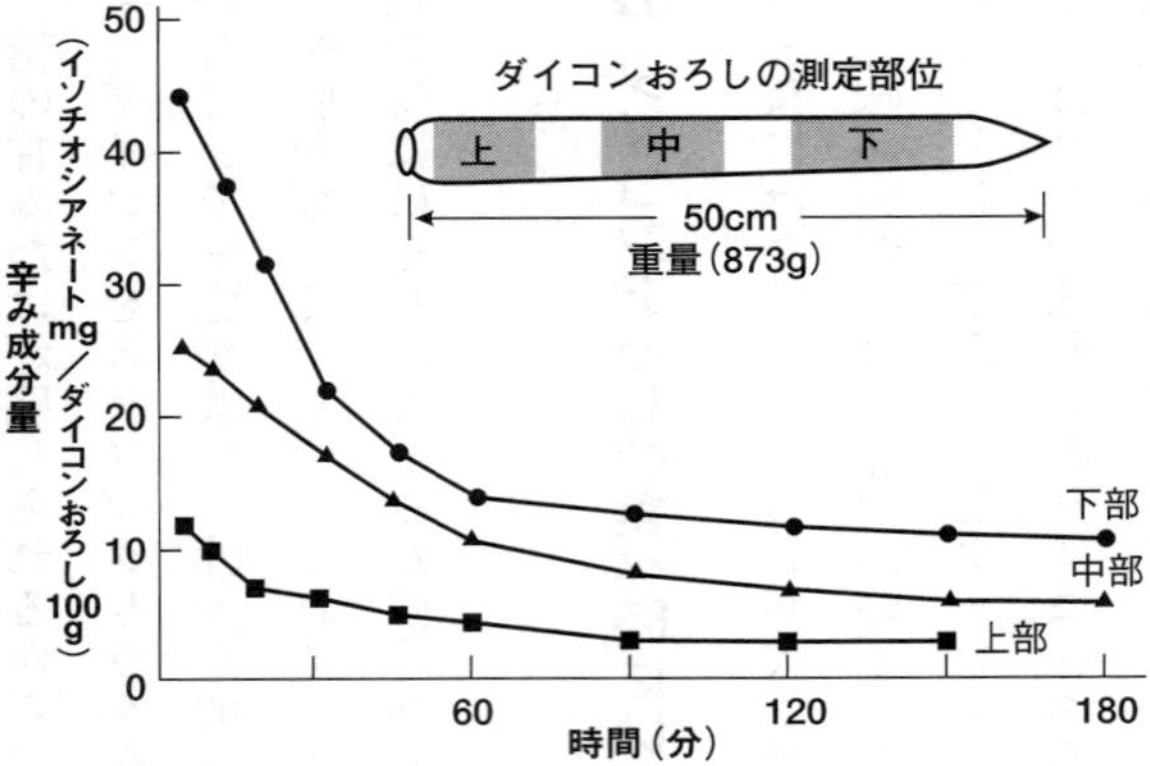

資料）江崎秀男ら，家政学雑誌，33，513-520（1982）

ダイコンおろしのピリッとした辛みは、おろすことで細胞が破壊されると酵素（ミロシナーゼ）が働き出し、辛みのもととなる物質（イソチオシアネート配糖体）が辛み成分（イソチオシアネート）に変わることで生まれます。ダイコンの辛み成分はおろした直後にもっとも多くなりますが、揮発して逃げていくため、その後時間とともに減っていき、60分後にはおろした直後の約⅓になってしまいます（図1―1）。

ダイコンにはビタミンCが比較的多く含まれていますが、辛み成分と同様におろした後、時間とともに減っていきます。ただし、その減る量は1時間後に約10％が失われる程度です。ビタミンCと一緒に魚を食べると、血合い肉や皮に多い鉄や亜鉛などのミネラルの吸収が高まります。

ピリっとした辛みを抑えるためにしばらくおいたダイコンおろしを食べる際には、ビタミンCが減っていることを考えて、1割ぐらい多めに食べたほうがよさそうですね。

33 ハンバーグ、肉と塩を先に練るのが失敗しないコツ

ハンバーグを焼いている間に、表面がひび割れて肉汁が流れ出たり、裏返す際に形が崩れたりすることはありませんか？　このような失敗は、材料を練る順番が違うと起こりやすいのです。

ハンバーグはひき肉にタマネギやパン粉、卵などの材料と塩、コショウ、ナツメグなどの調味料を混ぜ合わせて作りますが、失敗を防ぐポイントは、まず最初に肉と塩

だけを粘りが出るまでよく練ることです。それから、肉とほかの材料を混ぜ合わせれば、表面のひび割れや形の崩れなどが起こりにくくなります。

肉の細胞の中にはミオシン、アクチンという塩に溶ける性質のあるたんぱく質が含まれています。これに塩を加えるとミオシンとアクチンが結合してアクトミオシンと呼ばれる糸状のたんぱく質になり、これがからみ合うことで強い粘りが出てきます。ひき肉に塩を加えてよく練ると粘りが出て、ほかの材料を混ぜ合わせても全体にまとまりやすくなるのは、このためです。

肉にほかの材料を混ぜ込む際には、ほかの材料もあらかじめよく混ぜ合わせておくことも大切です。そうすれば、すべての材料が均一に混ざり合うからです。均一に混ざっていなければ、焼いている間にムラになっている部分にひび割れが生じ、裏返す際に崩れることも多くなります。

ひび割れを防げれば、見た目に形よく仕上がるだけでなく、ひび割れからうまみをたっぷり含んだ肉汁がどんどん流れ出てしまうこともないので、ふっくらジューシーなハンバーグに仕上がります。

34 合いびき肉は、どこ産の肉？

合いびき肉のパックには、以前は〈合いびき肉〉としか表示がなく、原産地はわかりませんでしたが、最近では〈牛・豚の合いびき肉〉〈＊＊産〉などが表示されています。これは、ＪＡＳ法によって平成18年10月から原料の原産地の表示が義務づけられたためです。

原材料の多い順に表示されるので、〈牛・豚合いびき肉〉の表示であれば牛のほうが豚よりも多いことになります。また、割合の多いほうの肉（50％以上含まれている肉）の産地が表示されています。ちなみに、割合の少ないほうの肉には原産地の表示義務はありません。たとえば、豚60％、牛40％の割合の〈豚・牛の合いびき肉〉の場合、豚の原産地だけ表示すれば、牛の原産地の表示はしなくてもよいわけです。

ＢＳＥの問題など食品の安全性がゆらいでいる中、〈合いびき肉〉を選ぶ際には原産地にも大いに目を光らせたいですね。

35 ハンバーグ、合いびき肉より豚ひき肉と牛ひき肉

「ハンバーグ作りは合いびき肉で」、と思っている人も多いようです。合いびき肉は一般には牛肉と豚肉を混ぜ合わせてひいた肉のことです。牛ひき肉はそれだけでは硬くてパサつきやすいなどの欠点がありますが、この欠点を豚肉と合わせることで補っているのが、合いびき肉です。

パック詰めされて売られている合いびき肉のなかには、見た目に白っぽくひと目で脂肪分が多いと感じるものもあります。脂肪が多過ぎれば、健康面で問題があるだけでなく、ハンバーグを焼く時に脂が流れ出て、でき上がりがかなり小さくなってしまいます。

そこで、おすすめしたいのが牛ひき肉と豚ひき肉を別々に買って、自分で合わせる方法です。牛肉と豚肉の割合は、ハンバーグでは7：3ぐらいがちょうどよいといわれているので、それを目安にお好みで合わせるとよいでしょう。ただし、牛も豚も〈赤身のひき肉〉だけを使うと、脂肪分の少ないハンバーグにはなっても、ジューシーさやうまみが足りない仕上がりになってしまいます。一般に、脂肪の量が20％程度あると、ハンバーグにうまみとコクが出るといわれています。

脂肪は味には直接関わらないものの、まろやかさやコクを与えることが明らかにされています。牛ひき肉で赤身を選んだ場合には、豚は脂肪の入っている普通のひき肉を選ぶ、あるいは逆にするなど、片方を赤身にし、もう片方を脂肪分のあるひき肉にすると、おいしいハンバーグに仕上がります。

36 カレーは1日置いたほうが、本当においしいか？

「作りたてのカレーよりも1日置いたほうがおいしい」とよくいわれますが、本当においしくなるのでしょうか？　1日置くと、何がどう変わるのでしょうか？

カレーを1日置いても、とくにおいしい成分が増えたり減ったりするわけではありません。置いている間に、ルウから具材へ、そして具材からルウへとうまみや甘みなどが移動し、野菜から溶け出た成分でルウのとろみが増えます（表1―3）。つまり、1日置くとルウと具材の味が互いになじみ、カレー全体としての一体感が生まれるのです。

味以上に一体感に関わっているのが、香辛料です。香辛料の成分は油に溶けやすいため、ルウの中では油滴（油の粒）の中に溶け込んでいます。香辛料の風味は、油滴が大きければ口の中ではっきりと強く感じられ、小さければあまりはっきり感じられません。

表1-3　カレーを24時間放置したときの煮汁の成分の増減

	増減率（％）	変　化
粘　度	120.9	↗
水　分	101.5	↗
脂　質	79.7	↘
食　塩	90.4	↘
糖	95.9	↘
酸	116.8	↗
アミノ酸	91.5	↘
香り成分	91.2	↘
辛み成分	88.0	↘

資料）宮奥美行，日本味と匂学会誌，11，157-164（2004）をもとに作成

油滴の大きさは、ルウのとろみ加減に左右されます。サラッとしたとろみの少ないルウならば、油滴が自由に動けるので、かき混ぜてもやがて油滴同士が合わさって大きな油滴になります。逆に、とろみのあるルウでは油滴が動きにくいため、小さい油滴のままルウに浮かんでいます（図1―2）。

作りたてのカレーはとろみが少ないので油滴が大きく香りを強く感じますが、24時間置いたカレーはとろみが出てくるので油滴が小さく、香味を感じにくくなるのです。香味が弱ければ、食べた時に

図1-2　調理直後および、24時間経過後のカレー・ソース中の油滴の大きさ

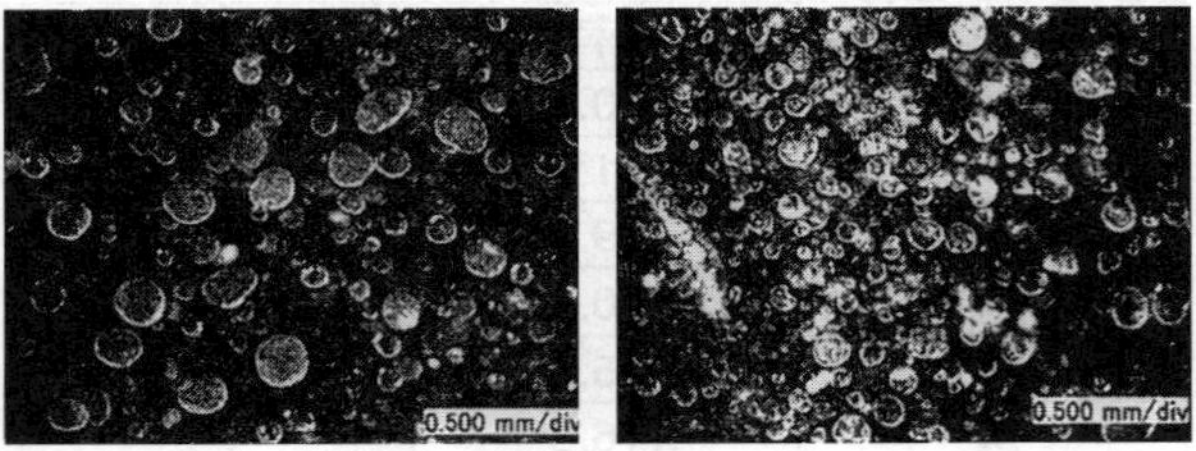

a. 調理直後のもの
油滴径が平均213μmと大きい

b. 24時間経過したもの
油滴径が平均161μmと小さい

資料）宮奥美行，日本味と匂学会誌，11，157-164（2004）

カレーがまろやかに感じられます。

つまり、作りたてのカレーは「味や香りにメリハリがありパンチのきいたカレー」、1日置いたカレーは「味に一体感のあるまろやかなカレー」ということになります。

あなたは、どちらのカレーがお好きですか？

第2章

ジャガイモがストレスを感じるとビタミンCが増える!!

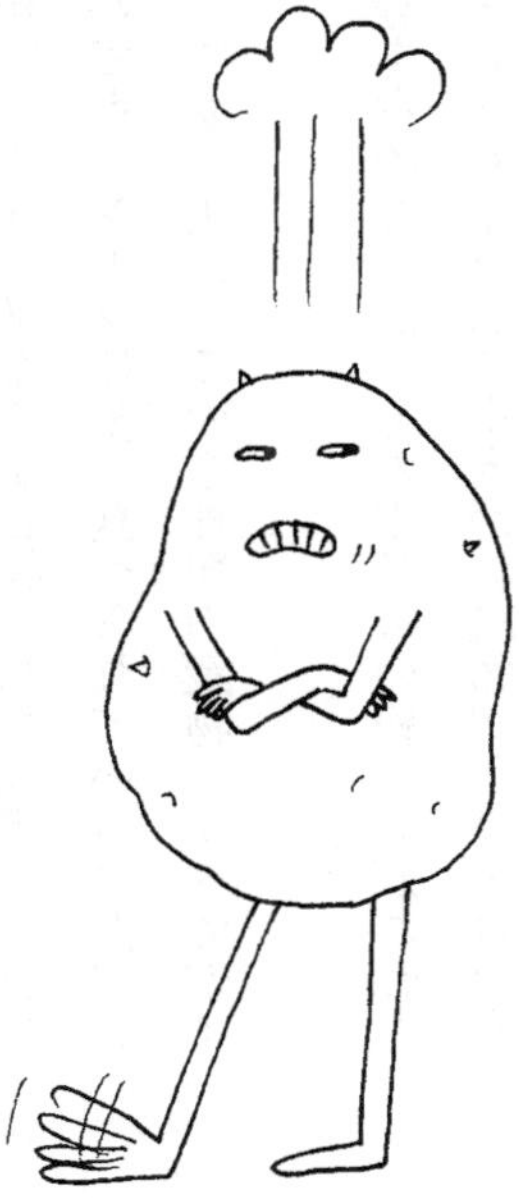

1　ヒトが食べる穀類は全部「イネ科」の不思議

私たちは毎日ご飯を飽きずに食べ続けていますが、この米とはいったいどんな植物なのでしょう?

約35万種類あるといわれる植物のなかで、現在、私たちが食物として利用しているのは３０００種類ほどですが、そのなかでもダントツに多く食べられているのが三大穀物と呼ばれる小麦、トウモロコシ、米です。実は、この3種類の穀物はすべてがイネ科の植物なのです。

穀物の栽培は世界の耕地面積の約半分を占めますが、その生産量の約86%がこれらの三大穀物で、それぞれの生産量は、２００6年時点で小麦が約31%、トウモロコシが約35%、米が約21%です。人間が長い歴史の中で、35万種類もある植物のなかから、食物として利用できる植物を選びに選び抜いた結果がイネ科だったというわけです。

イネ科の三大穀物に共通している点は、①ヒトがエネルギー源として速やかに利用できるデンプン性食品であること、②大量に収穫でき、貯蔵しやすいこと、③簡単に調理して食べられること、④淡白な味わいで、たくさん食べ続けられることです。

改めて考えてみれば、日本人の食生活に欠かせない米は、たしかに固形分の９割以上がデンプンです。また、日本の気候が栽培に適しているので米の自給率は１００％で、どこの家庭の台所にも常備され、水と一緒に加熱するだけの簡単な調理法で食べられています。

白飯は、おせじにも個性があるとは言い難い淡白な味ですが、どんなおかずにもよく合うので、毎日食べ続けても、食べ飽きることはありません。米が日本人の主食としての地位を得たのは、それなりの理由があってのことだったのです。

2　「体脂肪がつきにくい」油って、何?　―ジアシルグリセロール―

〈体に脂肪がつきにくい〉と表示のある、うれしい油が売られていますが、どうして体脂肪がつきにくいのでしょうか。

大豆油などの普通の植物油の主成分はトリアシルグリセロールと呼ばれる脂質です。血液検査の結果をみると血液中の中性脂肪値が記されていますが、この中性脂肪とは、まさにトリアシルグリセロールそのものなのです。口から入ったこの脂質は十二指腸でバラバラに分解されて小腸で吸収された後、再びもとの形に再合成され、血中に入って全身の組織をめぐります。そしてエネルギーとして利用されなかった分は体脂肪として身につくのです。

一方、〈体脂肪がつきにくい〉油の主成分はジアシルグリセロールと呼ばれる脂質で、普通の油の主成分とは構造が少し違います（図2―1）。この脂質は十二指腸でバラバラに分解されて小腸で吸収されるまでは普通の油と同じですが、吸収された後に違いが現れます。〈体脂肪がつきにくい〉油の脂質は吸収された後に再合成されにくいため、血中の中性脂肪値が上昇しにくいのです。この繰り返しの結果、体に脂肪がつきにくいということが実験で確かめられています。

図2-1　普通の油と「体脂肪がつきにくい」油の違い

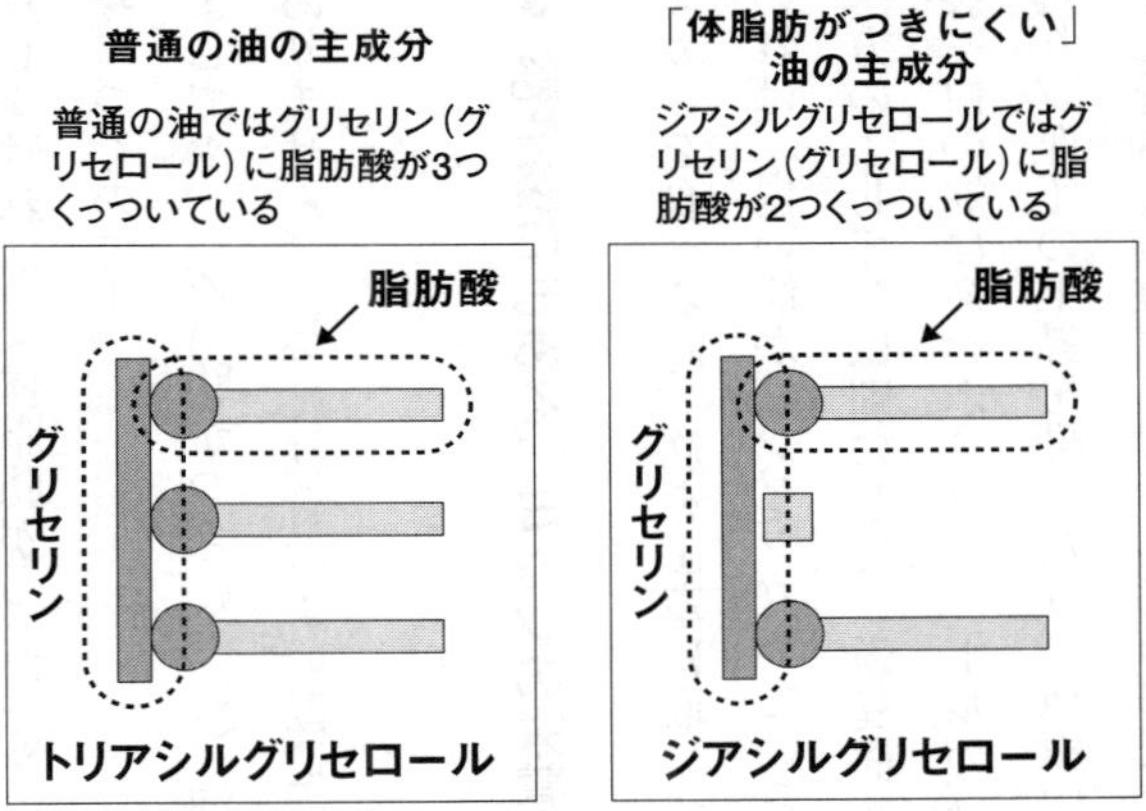

ジアシルグリセロール以外にも〈体に脂肪がつきにくい〉油として中鎖脂肪酸と呼ばれる脂質を主成分とした油が売られています。中鎖脂肪酸の場合には、小腸から吸収された後の全身をめぐる経路が普通の油と違うため、結果的に体に脂肪がつきにくくなります。

いずれにしても、〈体脂肪がつきにくい〉油を使う際に意識したいことは、体脂肪がつきにくい脂質が主成分ではあるものの、油としてのエネルギー量は普通の油とまったく同じであるということです。食べた分のエネルギーを活動などで消費しなければ、〈体脂肪がつきにくい〉油といえども、結局食べた分は体脂肪として身につくのです。

ましてや、〈体脂肪がつきにくい〉油を摂ったからといって体脂肪が落ちるわけではありません。自分に都合のよい勘違いにはご用心！

3 筋や袋にもある、ミカンの栄養

ミカンを食べる時、筋を丁寧に取って袋を口にあてて中の実だけを上品に食べる人もいれば、白い筋がピンピン立っているまま、袋ごと豪快に口に放り込む人もいます。食べ方のよし悪しは別にして、栄養面からみれば豪快な食べ方に軍配が上がります。

袋や白い筋に多いポリフェノールのひとつ、ヘスペリジンには、毛細血管を丈夫にしたり、血圧の上昇を抑えたり、血液中の中性脂肪値やコレステロール値を下げたり、発がんを抑えたりする働きのあることがこれまでに動物実験で明らかにされています。

さらに最近では、骨量を増加させる作用が期待できる成分としても注目を集めています。また、食物繊維も果肉より袋や白い筋のほうに多く含まれています。

もちろん、果肉の栄養価の高いことはいうまでもありません。βカロテンは緑黄色野菜並みに多く、ビタミンCは3個食べれば1日の必要量を満たせる程です。βカロテンはがんの予防や老化の抑制に役立つ抗酸化物質ですが、体内では必要に応じてビタミンAに変わり皮膚や粘膜を丈夫にしたり、風邪などに対する抵抗力を高めたりする働きがあります。

ビタミンCもβカロテンと同様に抗酸化作用があるうえ、皮膚や粘膜を作るコラーゲンの合成だけでなく、ストレスに対抗するための副腎皮質ホルモンの合成にも欠かせません。また風邪の予防に役立つことがヒトでの臨床試験などで明らかにされています。

ミカンの甘みはすばやく吸収される果糖やブドウ糖で、酸味のクエン酸にはブドウ糖がエネルギーに変わるのを手助けする働きがあるので、疲労回復に役立ちます。さらに、最近注目されているのが、ミカンの黄色い色素のβクリプトキサンチンです。この色素はニンジンなどと同じカロテノイド系色素の仲間で、がんや骨粗しょう症の予防効果、慢性関節リウマチの低減効果などが報告されています。

採れる野菜の少ない冬に旬を迎えるミカン。不足しがちな野菜の栄養素を補給する意味でもミカンを筋や袋ごと食べて、元気いっぱいに冬を乗り越えましょう。

4 ヨーグルトとキムチ、どちらが乳酸菌が多いの?

ヨーグルトを健康のために毎日欠かさず食べている人も多いようです。ヨーグルトが健康によい理由のひとつは、乳酸菌がたくさん入っていること。乳酸菌は腸内環境を整え、免疫力を高めたり、血中コレステロール値を下げたり、アレルギーやがんの予防に役立つなど、その健康効果の高さで、最近とみに注目されています。

実は、乳酸菌はヨーグルトやチーズなどの乳製品にだけ入っているのではなく、乳酸発酵させた漬物などにも入っています。なかでも乳酸菌が多いのが、韓国の漬物〈キムチ〉です。

製品によってまちまちですが、ヨーグルトには1ミリリットルあたり1０００万個以上の乳酸菌が入っています。キムチの乳酸菌数を調べた研究では、漬け汁1ミリリットルあたりの乳酸菌数は、発酵があまり進んでいないものでも約1５００万個、発酵が進んでくると6億～8億個にも上るということが報告されています。

キムチを食べるといえば、普通は野菜のほうが中心なので漬け汁に入っている乳酸菌数とヨーグルトの乳酸菌数を比べて、単純にキムチを食べた方が乳酸菌を多く摂れると思うのは早合点ですが、少なくともキムチにはヨーグルトと競えるほどの乳酸菌が入っていることはたしかです。

なお、ヨーグルトは発酵するほどすっぱくなりますが、キムチは発酵しているのにもかかわらず、それほど〈すっぱさ〉を感じないのは、トウガラシのピリ辛みが〈すっぱさ〉を感じにくくさせているためです。

5 コンニャクの黒は海藻の色

お店に並んでいるコンニャクには白いものと黒いものがあります。黒いほうが自然の色で、白いものは人工的に漂白して白くされていると思いきや、実は自然の色は白なのです。黒いコンニャクは、海藻などで、わざわざ黒く色づけしているのです。

昔のコンニャクは皮ごとすりおろしたイモを使っていたので、皮の色が残り黒っぽく仕上がっていました。今はコンニャクイモを粉にした精粉《せいこ》からコンニャクを作っているので、そのままでは白く仕上がります。

実は、江戸時代にも精粉から作られる白いコンニャクがありました。西日本ではイモから作られた黒っぽいコンニャクが中心だったので、「白いとコンニャクらしくない！」と評判が悪かったようです。そこで、海藻の〈アラメ〉〈ヒジキ〉〈カジメ〉等の粉末でわざわざ黒い色をつけ、イモから作るコンニャクに似せたのが黒いコンニャクなのです。黒いコンニャクをよく見ると、黒いツブツブが見えますが、これが海藻です。

現在でも西日本は黒いコンニャク、東日本は白いコンニャクが主流のようです。同じ日本の中でも、西と東の食文化の違いは、コンニャクの色にも現れているのです。

6 ソースは健康調味料！

近年、いろいろな食品の健康効果が次々と明らかにされ、１９９０年にはアメリカの国立がん研究所からがん予防効果の可能性が高いと考えられる約40種類の食品が〈デザイナーフーズプログラム〉として公表されました（図２―２）。

その40種類の食品の中には、意外にもソースの原料として使われているものが数多く含まれています。まさに、ソースは単なる調味料の域を超えた、健康調味料と考えてもよいでしょう。

ソースは原料に野菜（タマネギ、ニンジン、トマト、ニンニク、ショウガ、セロリー

図2-2　がん予防の可能性のある食品

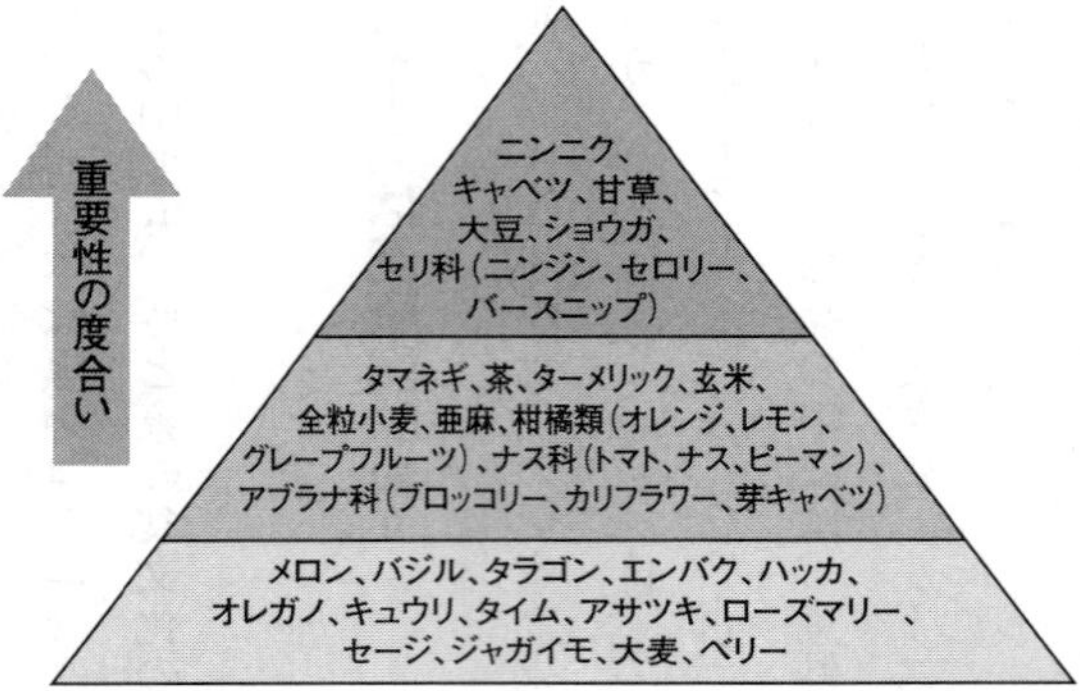

資料）米国国立がん研究所

など）や果物（プルーン、ミカン、リンゴなど）、香辛料（トウガラシ、コショウ、ローレル、タイム、シナモン、セージ、クローブなど）を使い、これに酢、砂糖、塩を加えて味つけされたものです。これらのソースの原料のうち、なんと10種類ががん予防効果の可能性が高い食品に該当しているのです。

〈デザイナーフーズ〉に該当しない食品でも、たとえば、ソースの香味を作るシナモンには血糖値を下げる効果が期待できること、ローレルやクローブには強い抗酸化作用があること、酸味のもとである酢には血圧やコレステロールの上昇を抑える作用が期待できること、などの研究結果が報告されています。

気をつけたいことは、これらの研究結果をそのまま受けて、「ソースをダボダボかけて食べれば健康によい」などと安易に考えないことです。ソースは人の食生活の中で長い間食べ続けられており、安心して食べられる食品であることは事実ですが、あくまで〈調味料〉として使われてきたのです。これを踏まえ、ソースにはいろいろな健康に役立つ成分が多く含まれていることをちょっぴり意識して、さまざまな料理に利用するのがよいでしょう。

ソースの原料であるタイムやセージ、ローリエなどの香辛料の香り成分には肉や魚の臭みを消す効果があり、また原料の酢には肉を軟らかくする作用があるので、肉料理や魚料理とソースの相性はバッチリです。鶏肉の唐揚げなどを作る際にショウガや醬油などに漬け込む代わりにソースに漬け込んで揚げれば、風味のよい軟らかい唐揚げに仕上がります。また、サバの味噌煮にソースを少量入れれば、味に深みが加わります。

ソースの持つ健康効果や調理効果を意識して使えば、〈我が家の味〉が広がることでしょう。

7 ケチャップのリコピンに注目!

数ある調味料のなかで、塩分量が少ないために多く使え、しかも健康に役立つ成分がしっかり詰まっている調味料の代表格といえば、ソースのほかにもケチャップがあります。ケチャップの健康効果は、あの赤色のもととなるリコピンという色素、そしてケチャップの甘みに隠れがちな酸味のもとである酢の力で作り出されます。

昔から「トマトが赤くなると医者が青くなる」といわれるほど、健康によいことで知られるトマトですが、このトマトの赤い色は、ニンジンのオレンジ色と同じカロテノイド系色素の仲間のリコピンによるものです。

図2-3　いろいろな成分の抗酸化力の比較

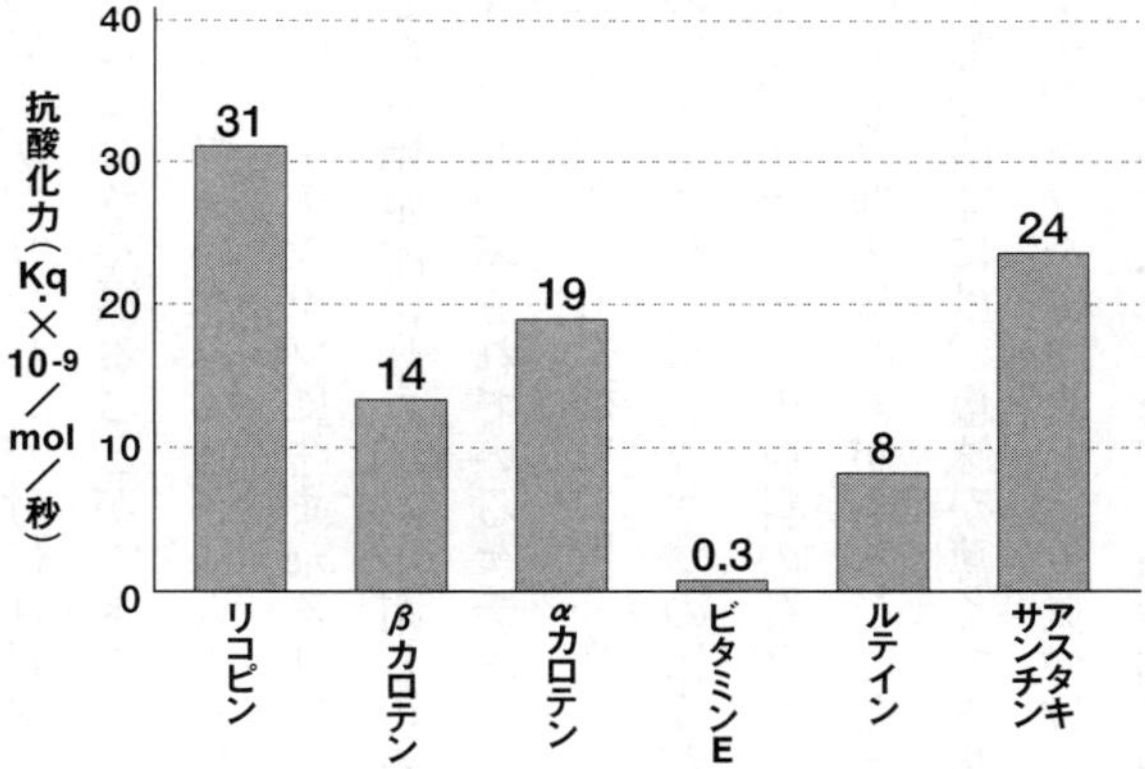

資料）DIMASCIO, P.et al, Arch. Biochem, Biophys., 274, 532-538（1989）

βカロテンに抗酸化作用があることは、もう一般常識のようになっていますが、リコピンの抗酸化力は、このβカロテンの２倍以上強いことが実験で明らかにされています（図２—３）。

活性酸素は老化や生活習慣病をはじめさまざまな病気を引き起こす元凶のひとつですが、リコピンを積極的に摂って活性酸素の働きを抑えることは健康の増進に大いに役立つはずです。

生のトマトにはリコピン以外にもいろいろな栄養成分が含まれているので、ケチャップと栄養価の高さを競う必要はないのですが、リコピンだけに注目するならば、生のトマトよりもケチャップのほうが一度にたくさん摂ることができます。

生のトマトの赤みの強さにもよりますが、握りこぶし大くらいのトマト1個と大さじ1強のケチャップに含まれるリコピンの量はほぼ同じです。

しかも細胞内にリコピンが閉じ込められている生のトマトよりも、細胞がグチャグチャにすりつぶされているケチャップのほうがリコピンの体内での吸収率は高いことがヒトを対象とした研究で明らかにされています。リコピンを摂ることを考えるなら、生のトマトよりもケチャップのほうが効果的だといえるでしょう。

また、ケチャップの原料のひとつ、酢には鉄などのミネラルの吸収を促したり、血圧の上昇を抑える働きがあることなどが、最近の研究で明らかにされています。さらに、酢の酸味には、塩味が薄くても物足りなさを感じさせない効果もあります。

ケチャップを健康食品と位置づけて、煮込み料理などで塩を控える代わりにケチャップを多めに入れるなど、積極的に使ってみてはいかがでしょうか。

8　トマトのリコピンを室温で増やす

緑色がかったまだ熟していないトマトを台所の片隅に転がしておくと、次第に赤くなっていきます。この赤い色は、抗酸化作用が抜群に強いことから一躍注目を浴びるようになった、あのリコピンの色なのです。赤みが増すほどにリコピンの量は多くなり、その分だけトマトの活性酸素の働きを抑える抗酸化作用も強まっていきます。

未熟なトマトは緑色ですが、これはクロロフィルという色素の色です。トマトが熟してくると、クロロフィルが分解されるので緑色が消えていく一方で、リコピンが作られるので、トマトは赤く衣替えするのです。この衣替えの原理は、秋になって紅葉が赤くなる原理と同じです。トマトがリコピンを作り出す理由は、紫外線を浴びたり、光合成をしたり、収穫後に受けたストレスなどで発生する活性酸素から自分の身を守るためなのです。

トマトは収穫後も追熟ホルモンを作り続けているので、リコピンが日増しに増えて

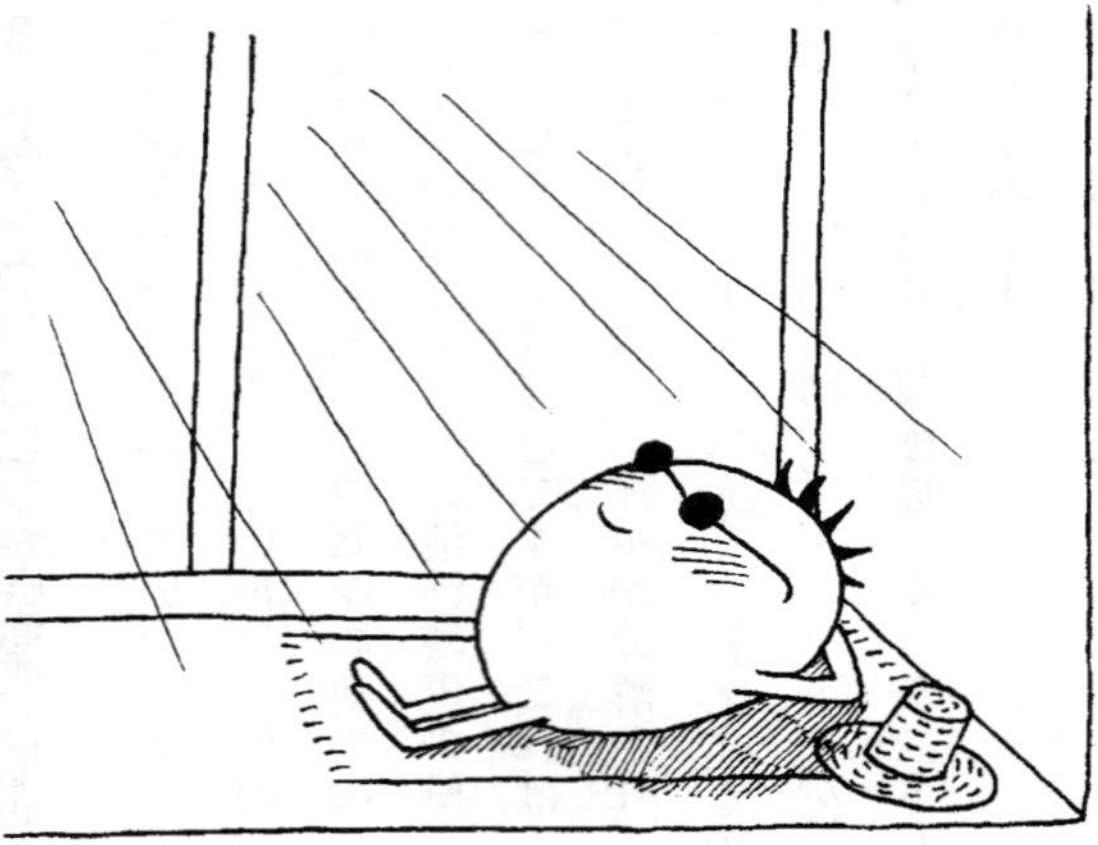

いきます。保存温度が高いほど追熟が早くなるような気がしますが、そうではなく、30℃以上の高温や10℃以下の低温では追熟が進まないといわれています。

また、追熟して赤くなると甘みも増えるような気がしますが、実際には収穫した時点で糖の量はほぼ決まっており、その後の追熟で糖はあまり増えません。追熟させると甘みが増えたように感じることがあるとすれば、追熟する過程でクエン酸などの酸が減るため、酸味が弱くなったために甘みを強く感じることが理由だと思われます。

トマトの旬は6月から8月くらいですが、室温が30℃以上でなければ、買ってきたトマトはそのまましばらく台所などに置いておきましょう。赤く染まっていくトマトを見るたびに、「抗酸化作用が強まっているんだな」と得した気分になります。

9 卵の黄身の色が違うのはなぜ?

「卵を割ってみたら、黄身があんまり濃いオレンジ色だったので、気持ち悪いから1パック丸ごと捨ててしまった」なんて話も耳に入ります。もったいないですね。色がいつもと違うからといって心配する必要はありません。実は、卵黄の色は鶏が食べるエサによって、薄い黄色から鮮やかなオレンジ色までと、さまざまに違うのです。

日本では、鶏のエサはおもにトウモロコシなので、卵黄の黄色はトウモロコシの色、つまりニンジンと同じカロテノイド系の色素に由来しています。卵黄は3割が脂質なので、油脂に溶けやすいカロテノイド系の色素が卵黄に含まれる脂質に溶け込み、黄色くなるのです。エサの中に赤いパプリカを混ぜた場合には、卵黄中に赤い色素であるカプサンチンが溶け込むので濃いオレンジ色になります。極端な話をすれば、鶏に青色のエサを与えて青っぽい卵黄にすることもできるのです。実際には、安全面からエサは規制されているので、青い卵黄は実在しませんが。

最近では、「ケーキなどにいろいろな色をつけたい」との要望に応えて菓子用として、卵黄の白い卵も生産されるようになっています。ちなみに、卵白には脂質がまったく含まれていないので、エサがいろいろ違っても色はいつも白（透明）です。

なお、「卵黄の色が濃いもののほうが栄養がある」といわれることもあるようですが、卵黄の色が違っても栄養価はほとんど変わりません。栄養価が高いだろうとの〈期待〉が〈誤解〉を生んだのでしょう。

10 ジャガイモを加熱すると食物繊維が増える

ジャガイモを加熱すると、食物繊維が1～3割増えることが最近の研究で明らかにされています。「食物繊維は増えるものなんだ」と驚かれる人も多いでしょう。実は、加熱によって増えるといっても、もともとあるペクチンのような水溶性食物繊維やセルロースのような不溶性食物繊維の量が多くなるわけではありません。新たにレジスタントスターチと呼ばれる、不溶性食物繊維の一種が作られるのです。

デンプンは生のままでは消化酵素の働きを受けにくく、ほとんど消化吸収されません。けれども水分と一緒に加熱すると消化酵素の作用を受けやすい構造に変わります。だから、人はジャガイモを加熱して食べ、そのデンプンをエネルギー源として利用できるのです。ところが、加熱している間に、デンプンの一部が消化酵素の作用を受けにくい構造に変化して、レジスタントスターチと呼ばれる物質になります。

レジスタントスターチとは「消化酵素に対して耐性のある、つまり分解されないデンプン」のことで、ほかの不溶性食物繊維と同様に、腸内環境を整えるのに役立ちます。

ジャガイモ中のレジスタントスターチの増え方は加熱法で違い、蒸す、ゆでる、揚げる、オーブン焼き、電子レンジ加熱を比べると、蒸した場合にもっとも多くなり、次いでゆでた場合に多くなります。オーブン焼きではそれほど増えず、揚げたり、電子レンジ加熱ではほとんど作られません。ジャガイモに限らず、サトイモや米のように主成分がデンプンの食品では、多かれ少なかれ、加熱するとレジスタントスターチが作られます。

これまで行われてきた数々の疫学研究により、食物繊維の摂取量が多いほど心筋梗塞や糖尿病の発症リスクなどが低くなるという結果が得られています。生活習慣病の予防のためには欠かすことのできない食物繊維を少しでも増やして、たっぷり摂りたいものです。

11 ジャガイモのビタミンCを1晩で増やすには？

ジャガイモの栄養と聞くとデンプンだけに目が行きがちですが、意外にもジャガイモはビタミンCが多い食品なのです。１００グラムあたり35ミリグラムのビタミンCを含んでおり、握りこぶし大くらいのジャガイモ１個で１日に必要なビタミンCの半分弱を摂ることができます。また、ジャガイモに含まれるビタミンCはデンプンに守られているため、加熱してもほかの野菜のように失われることもあまりありません。

さらに、皮をむいて切ったジャガイモを１晩置いておけば、ビタミンCが１～２割も増えるのです。こうなると、ビタミンCの供給源として、ジャガイモは無視できない存在です。

〈切られる〉ということは、人はもちろんのことジャガイモにとってもストレスになります。ストレスを受けると、人でもジャガイモでも活性酸素が発生します。人は活性酸素の害から身を守るためにビタミンCを含む食品を口から供給しなければなりませんが、ジャガイモの場合には自分でビタミンCをせっせと作って自らの身を守ろうとします。このため、ジャガイモを切って1晩ぐらい置くと、ビタミンCが増えていくのです。ただし、置き過ぎれば腐ってしまいます。

「今夜の夕食は肉ジャガ！」と決めたら、朝、ジャガイモを切って乾燥しないようにビニール袋などに入れておけば、夕方ごろにはビタミンCが増え、その分肉ジャガの栄養価が高くなるというわけです。

12 野菜の保存は立てる？　寝かせる？

野菜を保存する際、「上に向かって育つホウレンソウなどの葉菜類やアスパラガスなどの茎菜類は立てて保存し、ダイコンやニンジンのように地下で下に向かって育つ根菜類は寝かせて保存したほうがよい」とよくいわれますが、本当はどうなのでしょうか？

収穫した後も野菜は生きています。このため、葉菜類などを横に寝かせて置くと、

図2-4　コマツナの冷蔵保存中のビタミンC変化

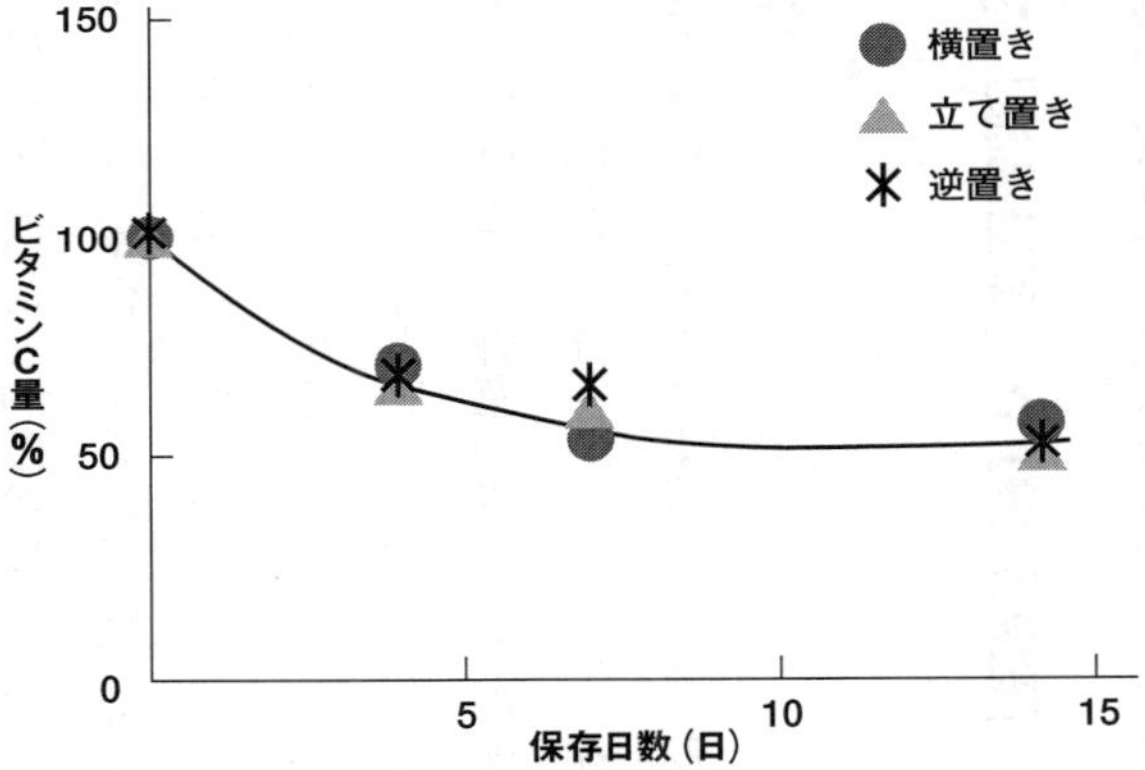

資料）浜田陽子ほか，日本調理科学会誌，33，66-71（2000）

それでもなお上に伸びようと起き上がるため曲がりが生じます。この時に使われるエネルギー源は野菜自身が持つ糖分やアミノ酸なので、寝かせて保存すればその分糖やアミノ酸が減り、さらにストレスのために成熟ホルモン（エチレンガス）が多く発生し、黄色くなるなど品質の低下が早いことが実験で確かめられています。

ところが、冷蔵庫で野菜を2週間保存した実験では、野菜を立てても、横にしても、はたまた逆さにしても、重さや色、ビタミンC量、見た目、食べた時の好ましさに差がないことが確かめられています。

家庭で野菜を保存する時には、部屋に置く、つまり室温で保存する場合には育った姿勢で保存したほうがよいのですが、温度が低い冷蔵庫で保存する時には、野菜の置き方はあまり気にする必要がないということです。もちろん、冷蔵庫でも長い間寝かせて保存していると野菜が起き上がってくるため曲がることがあります。だからといって、冷蔵庫での野菜の置き方を後悔する前に、野菜が立つまで冷蔵庫に入れておいたことを後悔したほうがよいでしょう。

見た目には食べられる状態でも、野菜は保存期間が長くなればなるほどビタミンなどは失われていくのです。

13 「消費期限」と「賞味期限」とは？　過ぎたら食べられないの？

食品を買う際に気になるのが〈消費期限〉と〈賞味期限〉という表示です。平成15

図2-5　消費期限と賞味期限

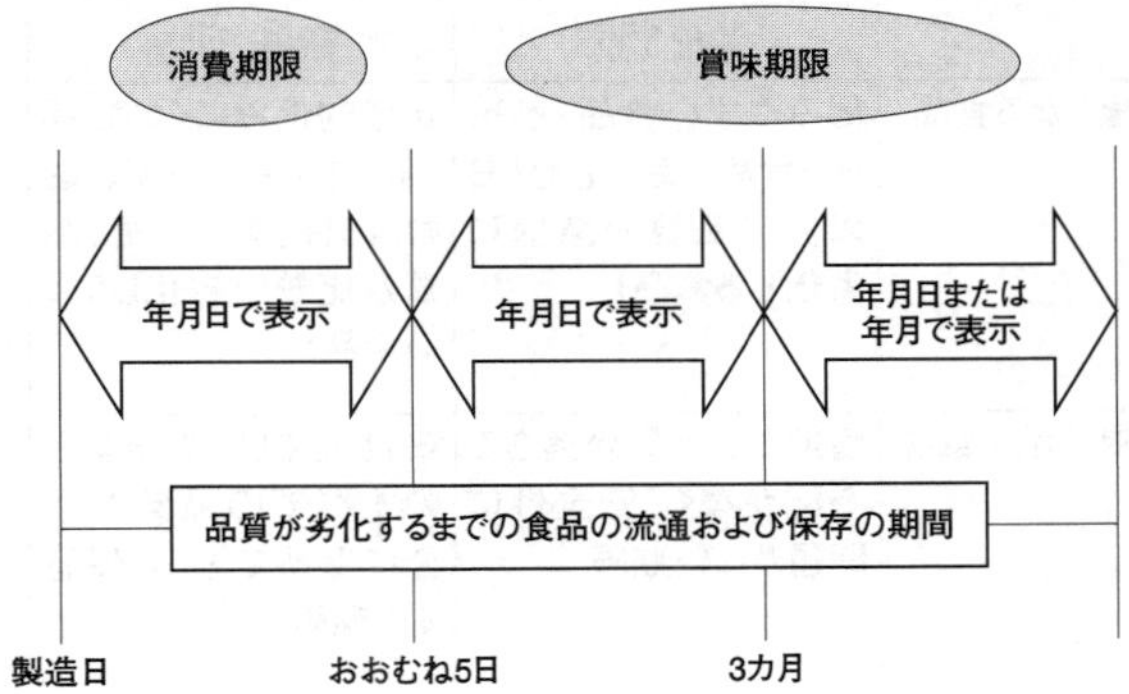

年までは、さらに〈品質保持期限〉という表示もありましたが、現在は使われていません。消費期限と賞味期限はどう違うのでしょうか？　消費期限を過ぎたら食べられないのでしょうか？（図２—５）

消費期限は「腐っていない、変になっていない、だから食べても大丈夫」という安全に食べられるまでの年月日を示したものです。製造日から５日ぐらいまでに品質が急速に劣化する恐れのある食品に表示されています。具体的には、細菌の繁殖や劣化の状態などが見た目から判断しにくい食品、たとえば弁当や総菜、

表2-1　消費期限と賞味期限の違い

	消費期限	賞味期限
対象となる食品	傷みやすい食品（製造日を含めておおむね5日以内で品質が急速に劣化する食品）	比較的傷みにくい食品（製造日を含めておおむね5日を超えても、品質が比較的劣化しにくい食品）
期限の示す意味	腐敗など品質が落ちる心配がなく、安全性に問題がない期限	安全性や味・風味などのすべての品質が十分に保持できると保証する期限
表示方法	「年月日」で表示（弁当、総菜は時間まで表示されることが多い）	3カ月を超えるものについては「年月」で、それ以外のものは「年月日」で表示
具体例	弁当、サンドイッチ、惣菜、生菓子類、食肉、生麺類、生カキなど	牛乳、乳製品、ハム、ソーセージ、冷凍食品、即席麺類、清涼飲料水など
食べる際の注意	期限を過ぎると腐敗など衛生上の問題が生じるので、必ず期限内に消費しなければならない	賞味期限を超えた場合でも、すぐに食べられなくなるわけではない。おいしく食べられるおよその目安

調理パン、生菓子、食肉、生麺などの加工食品や、刺身の盛り合わせやカット野菜などの生鮮食品に近い加工食品に表示されています。

一方、賞味期限は「おいしく食べられる」までの年月日を示したもので、品質がそれほど早く劣化しない食品などに表示されています。たとえば、缶詰やスナック菓子、即席麺類、牛乳・乳製品などです。

賞味期限が過ぎたら未開封のものでも捨ててしまう人がいるようですが、期限が過ぎたからといって、すぐに食べられなくなるわけではありません。極端な話、夜中の11時59分まではおいしく食べられて、1分後に日付が変わったからといってまずくなるわけではないということです。

それならば消費期限や賞味期限が過ぎた後、どのくらいまでなら食べられるのでしょうか。それは、保存状態によっても大きく違うので、「ご自分の目や舌を信じるしかない」というのが答えです。

また、表示されている期限は、未開封の食品を記載された通りの保存法で保存した場合の期限なので、開封したり、指示以外の方法で保存した場合には、期限が切れる前であっても品質が劣化することがあるので注意が必要です。

14 水煮タケノコの白い粉は健康に役立つ成分。カビではない！

市販の水煮タケノコのひだの間に白いモロモロしたものがたまっているのを見つけて、「カビが生えている」と思う人が意外に多いようです。なかには、慌てて洗い流したり、タケノコそのものを捨てたりしたという話を聞くこともあります。でもご安心ください。これは、チロシンと呼ばれるアミノ酸で、タケノコのうまみ成分のひとつなのです。

チロシンはゆでている間にタケノコから熱湯に溶け出し、冷えてくると水に溶けていられなくなり、姿を現します。チロシンは食べてもまったく問題ありません。むしろ、チロシンの健康効果を知れば、競って食べたくなるほどです。

チロシンは脳を覚醒させる神経伝達物質の原料で、脳や神経の働きを活発にし、記憶力や集中力を高めるといわれています。さらに、最近の研究で、チロシンが軽いうつ病の治療に役立つ可能性のあることが明らかにされつつあります。

市販の水煮タケノコでは白いモロモロとしたチロシンがクレームの原因になることが多いので、最近では水煮の製造段階で取り除かれたものも出回っています。チロシンの正体を知れば、ちょっともったいない気がしますね。

ちなみに、納豆やチーズの表面に白いシャリシャリした粒々が出てくることがありますが、これもチロシンです。保存期間が長くなったり、保存温度が10℃を超えたりすると現れます。

15　米の粘りにこだわる日本人

「ご飯はパラパラしているよりも、粘り気のあるほうがおいしい」と思いませんか?

ご飯に粘り気を求めるのは、どうやら世界の中でも、日本だけのようです。その証拠に、日本では粘り気のあるふっくらしたご飯になる米を作ろうと品種改良を重ねているうえ、粘りが出るような炊き方をしています。けれども、日本と同じように米が主食であっても、東南アジアなどの地域では粘りの出ない米が主流で、しかも粘りが出ないように調理していることが多いのです。

米は、大きく分けるとインディカ種とジャポニカ種に分かれます。インディカ種は、おもに東南アジア諸国で作られている米で、世界の米生産量の80％以上を占めます。「インディカ種は、１９９３年の米不足の際に輸入されたタイ米」と聞けば、ピンとくる人も多いでしょう。細長く、粘りが少ないパサパサしたご飯に炊き上がる、あの米です。日本の米はジャポニカ種で、ずんぐりと丸く、炊くと独特のモチモチッとした粘り気のあるご飯になります。世界の米生産量のうち15％に満たないジャポニカ種ですが、日本で作られる米はほぼ１００％がジャポニカ種です。

さらに、粘りを好む日本では、米に水を適量入れて炊き上げる炊干《たきぼ》し法《ほう》で炊いています。この方法では加熱中に米から水に溶け出たデンプンが炊き上がる頃に米の周りについて〈おねば〉になるので、ご飯に粘り気が出るのです。ところが、東南アジアなどでは、米に粘りが出ないように、米をゆでて軟らかくなったらザルにあけ、湯と一緒に〈おねば〉のもととなるデンプンを捨て、さらに粘りを水で洗い流すという、徹底した粘りを出さない調理法（湯取《ゆと》り法《ほう》）で米を調理しています。ご想像通り、粘り気がなく、パサパサしたご飯に仕上がります。

ふだん、当たり前のように口にしているご飯の粘りには、日本人のこだわりと食文化がぺったり張りついているのです。

16 すき焼き鍋では肉の横にコンニャク、豆腐を置かない

「今夜はすき焼き」と聞いて、「肉が食べられるぞ！」と歓声をあげる肉好きな人も多いようです。すき焼きは、甘辛い味で軟らかい肉を賞味する料理なので、肉が硬く

ならないように、さっと火を通して、そのおいしさをしっかり味わいたいですね。

すき焼きをする時に、注意しなければならないのが、鍋の中でのコンニャクや豆腐と肉の位置関係です。肉の横にコンニャクや豆腐などを置くと、肉が硬くなるといわれます。

コンニャクの凝固剤には水酸化カルシウムが、豆腐の凝固剤には硫酸カルシウムなどが使われているので、コンニャクや豆腐を煮ると凝固剤に含まれるカルシウムの一部が煮汁に溶け出します。肉の横にこれらの食材を置くと、溶け出したカルシウムの作用で肉が縮むために、肉が硬くなると考えられています。

もっとも、コンニャクや豆腐の横に置かなくとも、長く煮れば肉は当然、硬くなってしまいます。鍋の中に肉を入れたら、ほかの食材がたとえおいしそうに煮えていても、それに心を動かされないようにして、肉だけをジッと見つめて早めに食べたほうがよいでしょう。

17 イチゴやメロン、スイカは果物か？ 野菜か？

スイカとトウガンが並んでいるのを見かけると、どう見ても似ている親子のような気がしてなりません。それなのにスイカは果物、トウガンは野菜として売られています。いったいどうなっているのでしょうか？

実は、野菜と果物の分かれ目は、植物の特性から見た園芸学上の分類と、生産者や消費者の立場から見た分類で異なります。たとえば、イチゴ、メロン、スイカは、園芸学上の分類では〈野菜〉、生産者や消費者の視点から分類すると〈果物〉になります。両者の分かれ目はどこにあるのでしょう。

農林水産省では、「野菜とは食べられる草本性の植物で、そのまま簡単に調理しておかずとして利用されるもの」と定義されています。毎年、種や苗を植えて収穫する一年生の草やその草になる実が〈野菜〉として扱われているのです。

〈果物〉は、毎年同じ樹木（多年生の木本類）から収穫できる実、つまり「木になる実」を指します。このいずれに属するかで〈野菜〉か〈果物〉かを分類しています。この区分でいくと、イチゴやメロン、スイカは樹木ではなく草になる実なので野菜なのです。

一方、生産者や消費者の視点でとらえると、水気があり甘みがあるメロンやスイカ、イチゴは果物なので、「日本食品標準成分表」（文部科学省）や「国民健康・栄養調査」（厚生労働省）などでは、果物として扱われています。つまり、メロンやスイカ、イチゴは〈野菜〉として生産され、〈果物〉として消費されているということになります。

ちなみに、〈果物〉のスイカは、まず種をまいて数センチの芽が出てきたら根元から切り離し、切ったスイカの芽を〈野菜〉のユウガオ（カンピョウ）やトウガンなどの台木といわれる苗に接ぎ木して育てます。このスイカとトウガンの関係は、親子でしょうか、兄弟でしょうか、夫婦でしょうか、はたまた何といえばよいのでしょうか。

18 レモンがすっぱいのは本当にビタミンCのため?

「レモンはすっぱい!」「レモンはビタミンCがいっぱい」ここから転じて、何となく「レモンのすっぱいのはビタミンCがたっぷり入っているから」と信じていませんか? 実は、レモンの強烈でさわやかな酸味の正体はクエン酸という有機酸です。ビタミンCの酸味はそれほど強くありません。

実際にビタミンCの多い野菜や果物とレモンのビタミンCの量を比べてみましょう。レモン果汁1個分(45ミリリットル)に含まれるビタミンCの量は温州ミカン1個分(正味70グラム)、緑色の普通サイズのピーマン1個分(正味30グラム)、ブロッコリーの小さめの房1つ分(正味20グラム)、中くらいのジャガイモ½個分(正味65グラム)と同じです。ビタミンCが本当にすっぱい物質であれば、ピーマンやブロッコリー、ジャガイモもすっぱいはずですが、レモンのようにすっぱくありませんね。

レモンのあの強烈なすっぱさの正体がビタミンCではなく、クエン酸だったからと

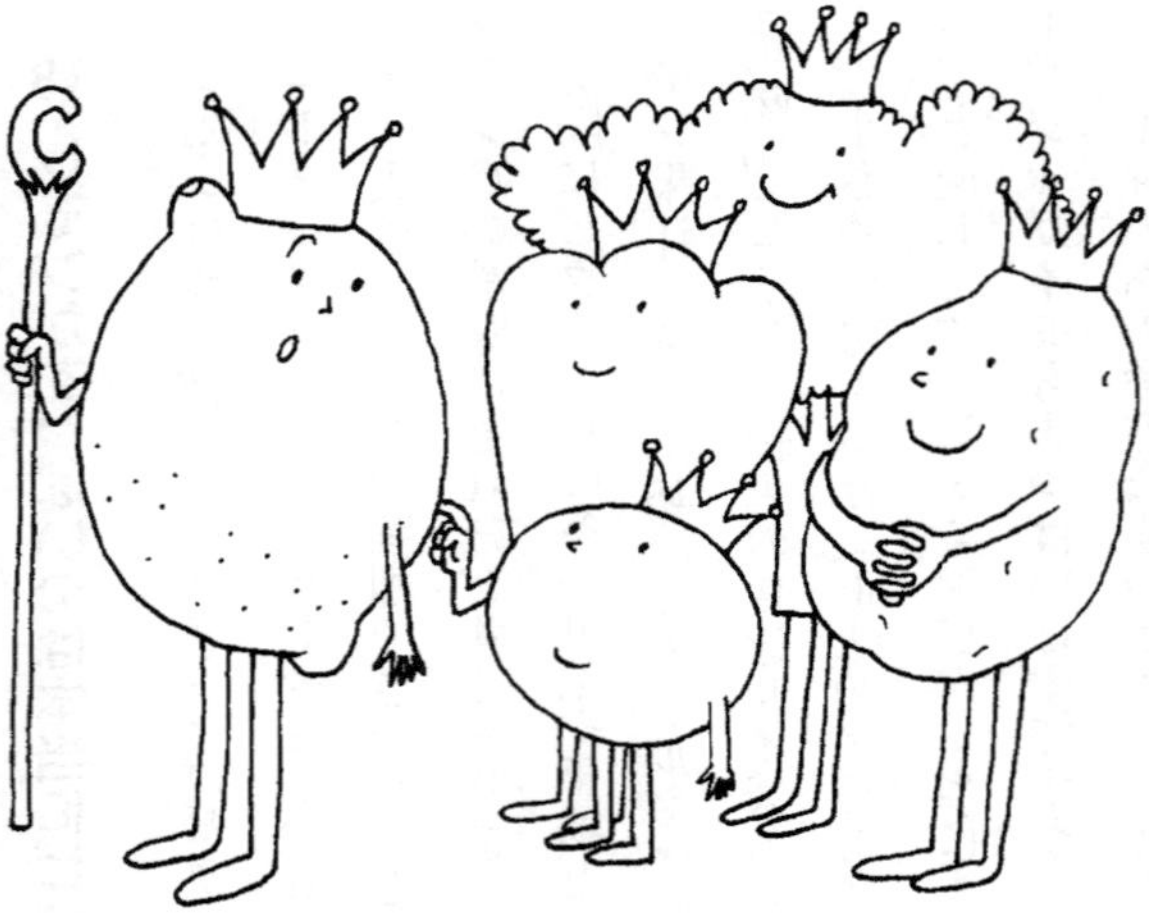

いってがっかりすることはありません。
クエン酸はエネルギーの代謝を促し、疲労回復に役立つことやカルシウムや鉄、亜鉛など、ミネラルの腸からの吸収を高める働きのあることが明らかにされています。
「レモンとビタミンC」がやたらにワンセットで語られることが多いのは、ビタミンCがレモンから発見されたビタミンだからかもしれませんね。

19 トウモロコシ、買ってきたらその場で皮ごと「チン！」

トウモロコシは、「鍋に湯を沸かしてから取りに行け」といわれるほど、収穫直後から糖分が急速に減っていき、甘みが失われます。できるだけ甘みを残すには、買ってきたその場で蒸したり、ゆでたりすることが大切です。

トウモロコシは収穫後も生きて呼吸をしています。この呼吸に必要なエネルギーに自分の糖分を使ってしまう一方で、糖分はデンプンに変えて蓄えられていくため、収穫後に甘みがどんどん減ってしまうのです。そのまま保存する場合には、０℃ぐらいの低温であれば24時間後でも糖分が９割以上残りますが、保存することなどを考えず、できるだけ早く加熱したほうがよいでしょう。

トウモロコシの加熱には電子レンジがおすすめです。買ってきた皮つきのままの状態で、１本あたり４分前後を目安に加熱します。ラップでくるまなくても実を何重にも覆っている皮がラップの代わりになり、実から水分が逃げて乾燥するのを防いでくれます。加熱後の保存は、皮のついたままジッパー付きのポリ袋などに入れて冷蔵庫や冷凍庫に入れれば、買ってきた時の甘みが維持できます。

ちなみに、「トウモロコシは朝採りがよい」といわれるのは、日中に光合成で作られた栄養分が、夜間に温度が下がってくると葉から実へと移動して実にため込まれるからです。太陽が昇って夜露が乾く前に収穫したトウモロコシが、一番おいしいとされています。

20 捨てないで！ セロリーの葉にも健康効果

「セロリーは茎だけ食べて葉は捨てるもの」と思っていませんか？ それは大きな間違い。茎の部分は、いわゆる淡色野菜ですが、葉はまさに緑黄色野菜で、ビタミンやミネラルが豊富です。葉をちょっとかじるとわかりますが、少量でも香りが強いので、セロリーの茎と一緒に煮たり炒めたり、また、葉だけを少し刻んで味噌汁やスープ、煮込み料理、サラダなどの料理に入れれば、料理の風味が増し、いつも以上に料理がおいしく仕上ります。

セロリー特有の香りのもとはセダノライドやγ《ガンマ》テルピネンと呼ばれる成分ですが、においをかぐだけでリラックスでき、不眠症の改善にも役立つといわれています。

さらにγテルピネンにはLDLコレステロール（いわゆる悪玉コレステロール）の酸化を抑える働きのあることが試験管レベルの実験ですが明らかにされており、苦みのもとであるポリフェノールの一種、アピゲニンには、がん細胞の増殖を抑える作用のあることが知られています。

残った葉は、洗って冷凍庫に入れればパリパリになり、手でもんでほぐせばすぐに料理に使えます。また、葉をコップに差し、仕事机の端や枕元に置けば、リラックス効果も期待できます。

21 忙しくて野菜や果物が摂れない時には手作りジュースを

生活習慣病の予防や改善のためには、毎日野菜を350グラム以上、果物を100グラム以上摂ることがすすめられています。これだけの野菜や果物を1日に摂ろうと思えば、朝の食事から意識しなければ目標達成は難しいでしょう。

そうはいっても、忙しい時などにはなかなか野菜や果物を十分食べることもできません。そのような時に、おすすめしたいのが、ジューサーやミキサーで作る生野菜や果物の新鮮なジュースです。グイッと一気に飲め、野菜や果物の栄養素を摂取できる点がうれしい限りです。

ただし、手作りジュースだからといって、野菜や果物に含まれる栄養成分がまるごと100%摂れるわけではありません。ジューサーやミキサーにかけると、野菜や果物のビタミンCは空気中の酸素に触れて10～20%が破壊され失われることが実験で確かめられています。

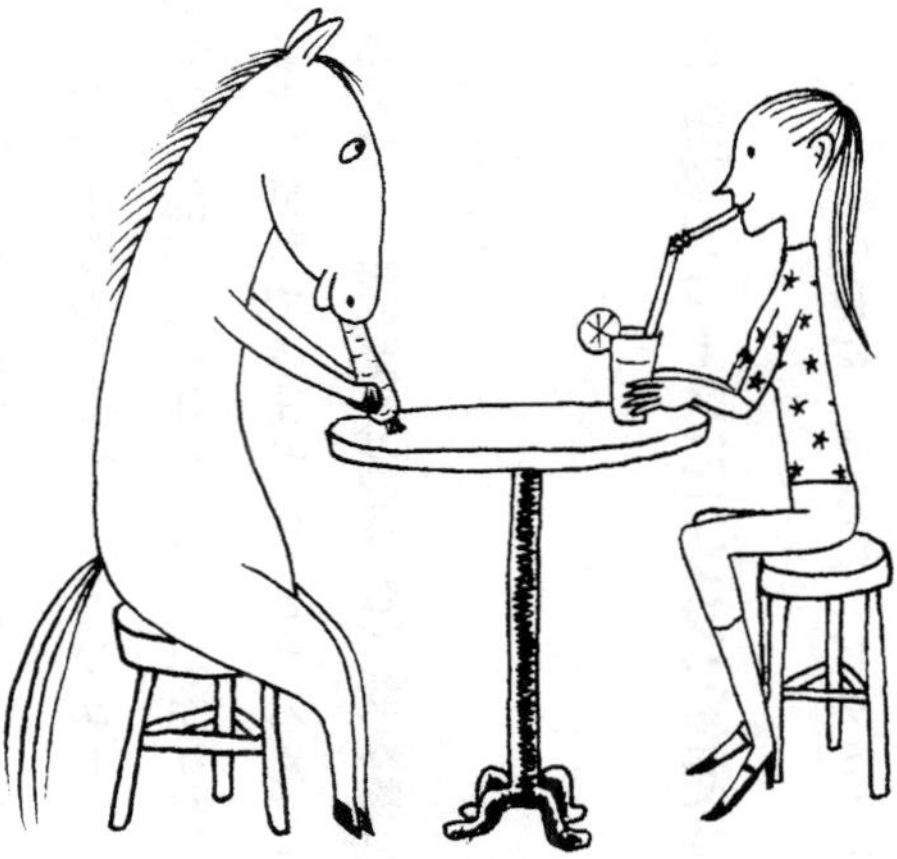

ちなみに、ジューサーのほうが空気に触れにくい分、ミキサーよりもビタミンＣは多く残りますが、搾りかすとして除かれてしまうので、食物繊維の量は少なくなります。ミキサーでは食物繊維はそのまま摂れます。

手作りジュースでは、生の野菜や果物を摂る場合よりも栄養成分の量が若干少なくなりますが、そのようなことを気にする必要はまったくありません。余分にひと口、ふた口、多めに飲めばよいだけのことです。ジュース作りに欠かせないミキサーやジューサーは戸棚の奥にしまい込まずに、台所の片隅につねにスタンバイさせておくことが、ジュースを手軽に作って飲むためのポイントです。

なお、市販の野菜や果物のジュースでは、加工の過程でビタミンやミネラル、食物繊維の一部が失われるので、手作りジュースのように野菜や果物の摂取不足を解消することは期待できません。もちろん、市販のジュースはおいしく飲みやすく作られているので、〈栄養成分を含む〉飲み物として、1日の栄養バランスを整えるのには役立つでしょう。

22 野菜ジュースにニンジンを使う時には、ご用心！

ニンジンの色は、まさに「ビタミンカラー」といわんばかりの鮮やかなオレンジ色をしています。野菜ジュースの材料にニンジンを使うと、元気に、健康になれそうな予感がしますが、実は生のまま使うとジュースに含まれるビタミンCがどんどん減ってしまうのです。使う食材の3割を生のニンジンにしてジュースを作ると、30分後にはビタミンCが作りたての半分近くまで減ることが実験で確かめられています。

野菜のなかには、ビタミンCを破壊する酵素（アスコルビナーゼ）を含むものがあり、細胞が破壊されると酵素がビタミンCをせっせと壊し始めます。この酵素は迷惑なことに、自分の本拠地である野菜だけでなく、一緒に居合わせた野菜に含まれるビタミンCまで破壊してしまうのです。このため、酵素の多い野菜でジュースを作るとビタミンCが予想以上に減ることになります。

ビタミンCを破壊する酵素を持つ野菜には、ニンジンのほかに、キャベツ、キュウリ、カボチャなどがあります。この酵素はクエン酸に弱いので、酵素を多く含む野菜をジュースにする場合にはクエン酸の多いレモンをひと絞り加えるとよいでしょう。

レモンは完成したジュースに加えるよりも、ミキサーやジューサーにかける前に加えたほうがより効果的です。レモンのほかに梅干しやもろみ酢などもクエン酸が多いのでレモンと同じような効果を期待できますが、酢にはレモンほど大きな効果はありません。

また、酵素は熱にも弱いので、野菜を加熱してからジュースにすれば、酵素が働かないのでビタミンCが失われることはありません。

野菜ジュースの材料に電子レンジなどで加熱したニンジンとビタミンCの豊富な野菜を使えば、ニンジンの〈ビタミンカラー〉とビタミンCのパワーがあいまって、まさに元気に、健康に役立つジュースが作れることでしょう。

23 メロンのネットはどうしてできるの？

高級フルーツの代表格であるマスクメロンは網目のあるネットメロンと呼ばれる品種のひとつです。「マスク」と聞くとmask〈仮面〉を連想し、「あの網目模様が仮面なのか」と思いがちですが、実は「マスク」は香水にも使われる香料のひとつ、musk〈麝香《じゃこう》〉のことなのです。つまりマスクメロンとは「香りがよいメロン」という意味です。

マスクメロンの皮には芸術的な網目がついています。ほかの果物には見られないその網目の美しさに、幼い頃に、「マスクメロンの網目は人が一つひとつ丁寧に手で彫ったものだ」と信じていた人もいるでしょう。実は、この網目が作られる秘密はネットメロン特有の成長の過程にあったのです。

ネットメロンは、成長する過程で表皮の成長がある時期になると止まって硬くなる一方で、果肉のほうはどんどん成長を続けて大きくなろうとする性質があります。その結果、果肉の成長の勢いに押されて表皮にひび割れが生じます。この時ひび割れたところから染み出した液がコルクのように固まり、きれいな網目を作るのです。人がケガをするとその部分に〈かさぶた〉ができますが、マスクメロンの場合もちょうどこれと同じで、あの美しい網目は表面にできたひび割れを防ぐための〈かさぶた〉だったのです。

網目は水をやるタイミングや水の量、また温度などで違ってくるため、きれいな網目模様を出すには経験で培われた勘が必要なうえ、手間も随分かかります。また栄養を集中させるため、1本の苗につき1個の実だけを育てます。残りの果実は小さいうちに摘み取ってしまうのです。マスクメロンが高価なはずですね。

マスクメロンをおいしく食べるには、食べる前に3~5時間くらい冷蔵庫の野菜室くらいの弱めの冷気で冷やしましょう。甘みのもとである果糖は、低温で分子構造の一部が変わり、甘みが3倍も強くなるので、メロンを冷やせば一段と甘くなります。ただし、冷やし過ぎは禁物です。人の感覚が鈍ってしまい、甘みを感じにくくなってしまいます。

24 エンドウの一生。トウミョウからエンドウマメまで

エンドウは、生まれたばかりの時にはトウミョウ、その後成長してサヤエンドウ、グリンピースとなり、高齢期にはエンドウマメとして人の口に入る植物です。トウミ

ヨウはエンドウマメなどを発芽させ若芽とつるを摘み取ったもの、サヤエンドウは若い未熟のさやを丸ごと食べるもの、さらに成長したグリンピースはさやから出した未熟の軟らかい青い豆で、高齢期を迎えたエンドウマメは、畑で完全に熟した豆です。エンドウマメは豆類ですが、そのほかはすべて野菜として食べられています。

人が成長するとともに体型や体の成分が変わってくるように、エンドウも各成長期で含まれる栄養素が異なってきます（表2―2）。トウミョウは人間でいえば赤ちゃんなので自分自身の成長に必要なビタミン類を多く持っています。逆にエンドウマメは人間でいえば体が完成し成長が止まっていることから、デンプンなどの炭水化物（糖質）やたんぱく質、ミネラルが多いのです。

成長過程がトウミョウとエンドウマメの間にあるサヤエンドウやグリンピースは栄養素もこのふたつの間ぐらいで、どちらかといえば若いサヤエンドウはトウミョウに近い量、またグリンピースはエンドウマメに近い量のたんぱく質やビタミン、ミネラルがバランスよく含まれています。

表2-2　エンドウ類の栄養成分

	トウミョウ	サヤエンドウ	グリンピース	エンドウマメ(ゆで)
エネルギー(kcal)	31	36	93	148
たんぱく質(g)	4.8	3.1	6.9	9.2
炭水化物(g)	4.3	7.5	15.3	25.2
カリウム(mg)	210	200	340	260
鉄(mg)	1.0	0.9	1.7	2.2
カロテン(μg)	4700	560	420	44
ビタミンE(mg)	2.8	0.8	0.4	0.2
ビタミンK(μg)	320	47	27	7
ビタミンB_1(mg)	0.24	0.15	0.39	0.27
ビタミンB_2(mg)	0.3	0.11	0.16	0.06
葉酸(μg)	150	73	76	5
ビタミンC(mg)	74	60	19	0
食物繊維総量(g)	3.1	3.0	7.7	7.7

資料）文部科学省，五訂増補日本食品標準成分表

トウミョウやサヤエンドウ、グリンピースは野菜なので、収穫後も生きています。鮮度が落ちるのが早く、時間が経つにつれて風味や栄養分も急激に減ってくるので、なるべく新鮮なうちに食べきるのが一番です。冷蔵庫へ入れる時にはラップでしっかり包んで入れましょう。

サヤエンドウやグリンピースが余った時には、そのまま冷蔵庫へ入れておくよりも、サッとゆでてから冷凍用保存袋などに入れて冷凍庫へ入れるとよいでしょう。汁物や煮物、炒め物に使う場合には解凍せずに凍ったまま使います。

25　旬の野菜は栄養成分が豊富

野菜にはそれぞれ生育に適した時期というものがありますが、その野菜の収穫量がもっとも多くなる時期が〈旬〉です。旬の野菜は、たいてい味がよく、栄養価が高いといわれていますが、本当でしょうか?

旬の時期の野菜の成分を調べた実験で、たとえばホウレンソウでは旬の冬のほうが夏よりもβカロテンの量は約2倍、ビタミンCの量は約10倍多く栄養価が高いこと、また糖度が約2倍と多く甘みも強いことが確かめられています。ほかの食材でも、旬の時期と旬を外れた時期では、これと同じような結果になっています。「旬の時期にとれた野菜はおいしく栄養価が高い」といわれているのは、まさにその通りだったのです。

旬の時期と旬を外れた時期で栄養価に違いが出るのは、ビタミンの量が太陽光の強さや気温などの生育環境に左右されることや、同じ野菜でも時期によって栽培される品種が違うことなどが影響していると考えられています。

いずれにしても、旬の野菜はその野菜がパワー全開で、実力をもっとも発揮できる時期のものなので、口にも体にもおいしい野菜なのです。

26　人が食べ物を〈おいしい〉と感じる時

お腹がすいた時にはご飯（米）が格別においしく感じられます。人が「お腹がすいた」と感じる時は、血糖値が下がりエネルギーが不足しかけている時です。栄養素のなかですぐに血糖値を上げられるのは糖やデンプンなどの炭水化物（糖質）なので、デンプンが多いご飯がおいしく感じられるのでしょう。もしご飯ではなく、生の状態の米であれば、いくらお腹がすいていてもおいしく感じられません。それは、生米中の生デンプンが人の消化酵素では分解できず、体内でエネルギーとして利用できないためです。

また、〈おいしい〉と感じられるということは、人の体にとって害を与えない食べ物であるともいえます。味噌汁や澄まし汁に限らず、世界中のいろいろなスープやたくさん飲むことのできる飲料などの塩分濃度は1％前後と共通です。これは、1％前後の塩分濃度が人の細胞の浸透圧とほぼ同じだからです。

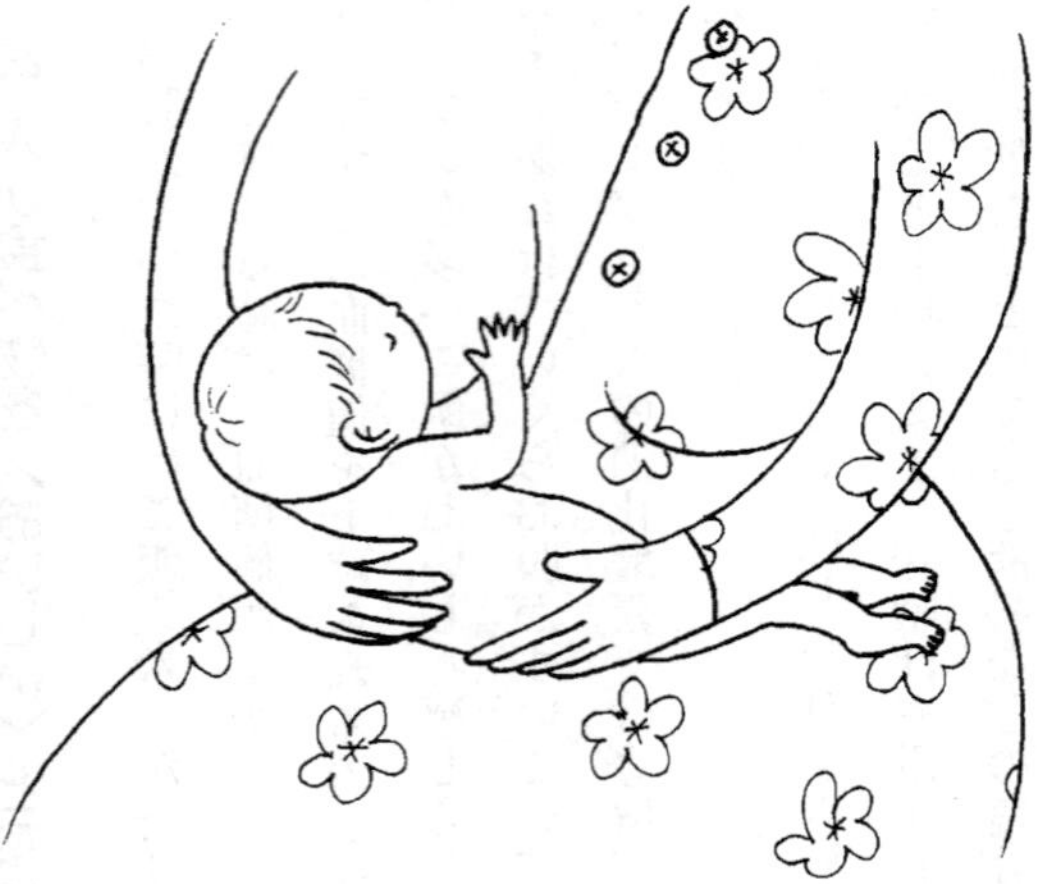

もし、塩分濃度が高い汁物を多く飲んだとしたら、塩の脱水作用で血液中の赤血球が破壊されるなどして生命が維持できなくなってしまいます。このため、塩分濃度の高い汁物はおいしいと感じられません。同様に、「ジュースが甘くておいしい」と感じられる糖分の濃度もヒトの細胞の浸透圧とほぼ同じ濃度なのです。

人が〈おいしい〉と感じるには、生命を維持するうえで、何かしらの理由があってのことだったのですね。

27 カキの「生食用」と「加熱用」、違いは何?

店頭に並ぶカキには、〈生食用〉と〈加熱用〉という表示があります。〈生食用〉は生で食べられる新鮮なカキ、〈加熱用〉は生で食べられず、鮮度の落ちた古いカキだと思っている人も多いようですが、実は両者の違いは鮮度ではありません。カキの採れる海域の違い、さらに加工処理の違いによって、生で食べられる〈生食用〉と生で食べられない〈加熱用〉に区別されているのです。

〈生食用〉のカキは、食品衛生法で規定された水質基準をクリアした、つまり大腸菌などの少ない養殖海域で採れたカキです。ただし、大腸菌数の少ない海域で養殖されたカキでもノロウイルスなどに汚染されていて、食中毒を起こす可能性もあります。その理由は、カキがエサである植物プランクトンを得るために1時間に約20リットルもの海水を体内に取り込む際に、植物プランクトンと一緒にウイルスなどを取り込むこともあるからです。

そこで〈生食用〉のカキは、食中毒の危険を回避するため、出荷前に紫外線で殺菌した海水で洗浄するなどの滅菌処理が施されます。〈生食用〉ではないカキは、たとえ、そのカキが採れたての新鮮なものであってもすべて〈加熱用〉となり、滅菌処理は行われません。

〈生食用〉と〈加熱用〉では育った環境の違いや滅菌処理の有無によって、味に違いが生じます。〈生食用〉のカキは、菌やプランクトンが少ない沖合いの海域で育つため、比較的小粒で大味だといわれます。さらに、殺菌した海水に15～20時間以上つける滅菌処理の間に、うまみ成分が減ってしまうので水っぽくなることもあります。

〈加熱用〉のカキは、菌やプランクトンが多い川の河口近くの海域で育っているので、生育がとてもよく大粒で、さらに滅菌処理をしていないこともあり、味がよいといわれます。まさに、料理向きのカキなのです。ただし、〈加熱用〉を利用する際には食中毒を防ぐために、カキの中心温度が75℃を1分間以上保つようにしましょう。ノロウイルスによる食中毒を防ぐには85℃以上で1分間以上の加熱が必要です。

なお、〈生食用〉の値段が高いのは、〈加熱用〉よりも人の手が多く加わっているためです。

28 「植物性乳酸菌」と「動物性乳酸菌」、違いは何？

最近、〈植物性乳酸菌〉という言葉を耳にするようになりました。〈植物性〉があるなら、当然〈動物性〉もあるだろうと思っていると、やっぱり出てきました、〈動物性乳酸菌〉という言葉。乳酸菌の〈植物性〉と〈動物性〉では何が違うのでしょうか？

乳酸菌とは乳糖やブドウ糖などの糖類をエサにして増殖し、乳酸を作り出す細菌のことです。牛乳や肉などの動物由来の発酵食品に好んで生育するものが動物性乳酸菌で、漬物、味噌などの植物由来の発酵食品に生育するものが植物性乳酸菌と呼ばれます。このふたつの乳酸菌の大きな違いは、動物性乳酸菌が乳糖のみをエサにしているのに対し、植物性乳酸菌はブドウ糖、果糖、ショ糖、麦芽糖などいろいろな種類の糖をエサにしていることです。

また、ヨーグルトに含まれる動物性乳酸菌は、特別な乳酸菌を除き、胃を通過する際に強酸性の胃酸で死ぬことが多いのですが、植物性乳酸菌は厳しい環境のなかでも生き抜く力が強いので、生きて腸に届く可能性が高いようです。

動物性、植物性ともに、乳酸菌には腸内環境を整え、免疫活性を高める働きなどが知られていますが、その効果の大きさに差があるかどうかは、現在研究が進められている最中で、はっきりとした結論はまだ出ていません。

昔から日本人は漬物や味噌、醤油、日本酒など植物性乳酸菌を利用した発酵食品を食べてきました。発酵が進んでどんどんすっぱくなった漬物などは「古漬け」と呼ばれて親しまれてきましたが、すっぱい漬物ほど乳酸菌が多く入っています。乳酸菌の存在すら知らなかった昔から、日本人は乳酸菌の恩恵を受けていたのですね。

第3章　毎日牛乳を飲めば長生きできる!?

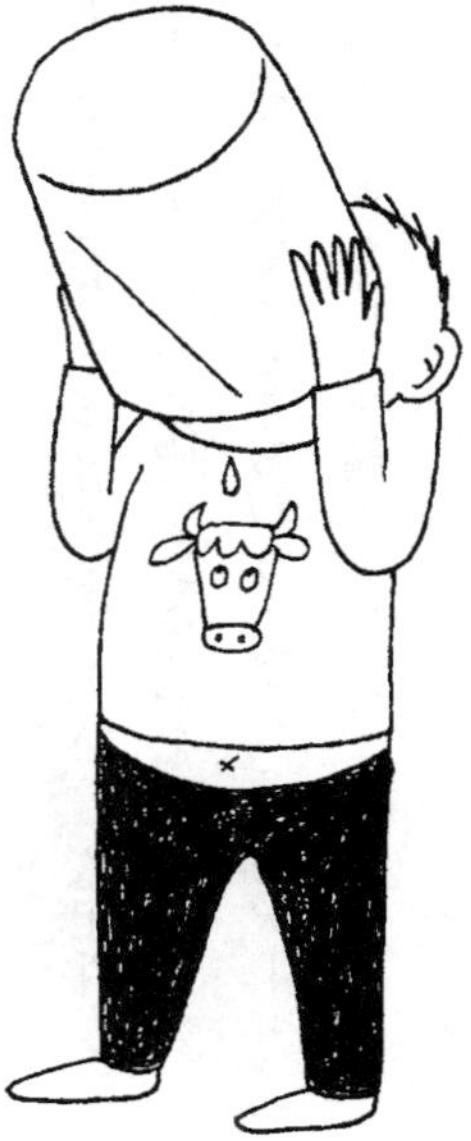

1 データの見方・とらえ方〜牛乳を毎日摂ると、長生きするか？〜

まず、図3―1をご覧ください。この図は、調査開始時点に70歳の男性約200人を対象に行われた調査結果で、「牛乳を毎日飲む人」と「あまり飲まない人」の生存率を示しています。この図を見て、あなたは何を考えましたか？

「牛乳を飲めば長生きできる」と思って毎日牛乳を飲もうと決心をした人、「なぜ牛乳を飲むと長生きできるのか？」と疑問を感じて牛乳の栄養価にまで思いをはせた人、はたまた「牛乳を飲んだからといって、そうそう長生きできるわけがない。このデータ、なんだか怪しい！」と疑って、データの出てきた背景を調べようと思った人などいろいろだと思います。

次に図3―2をご覧ください。図3―2も図3―1と同じ研究の結果で、牛乳を飲んでいる人とあまり飲まない人が、ふだん何を食べているかを示したものです。牛乳を飲んでいる人のほうがご飯や漬物を食べる量が少なく、肉を食べる量が多いことがわ

図3-1　牛乳飲用別にみる10年間の生存率

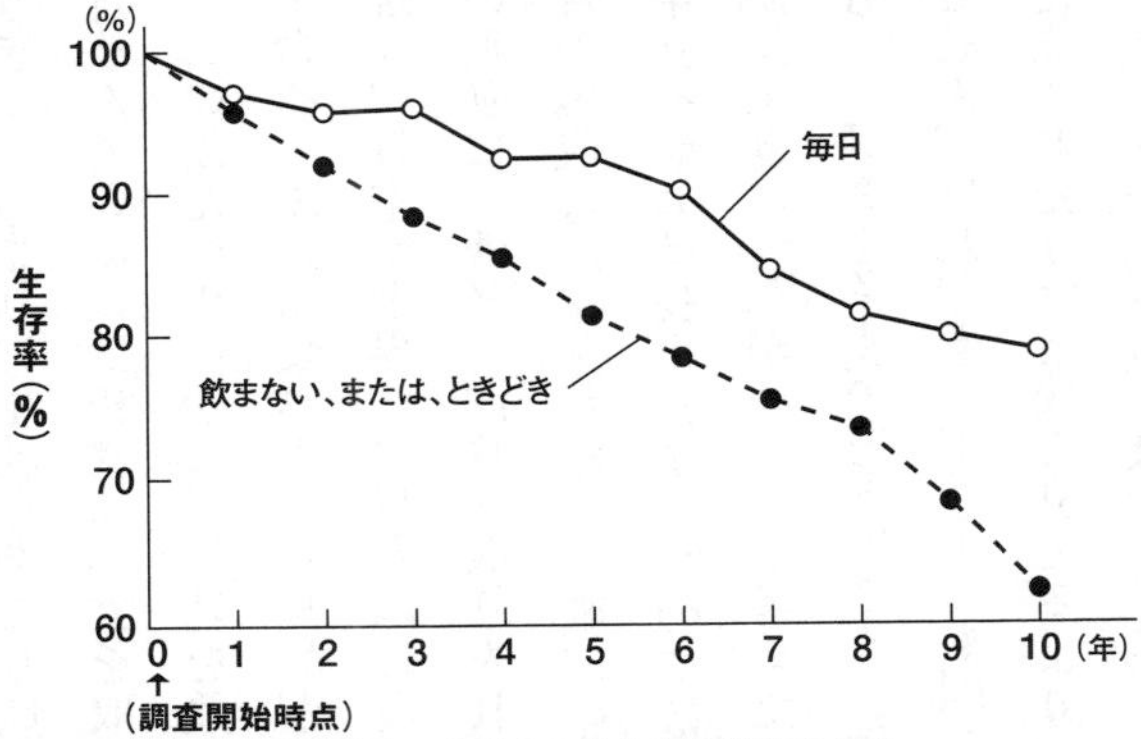

資料）須山靖男，小金井市70歳老人の総合健康調査 第２報，
東京都老人総合研究所編（1988）

図3-2　牛乳飲用習慣別の食品群別摂取量（平均値）

牛乳飲用(＋)とは毎日1本以上飲む者　牛乳飲用(－)とは毎日飲んでいない者

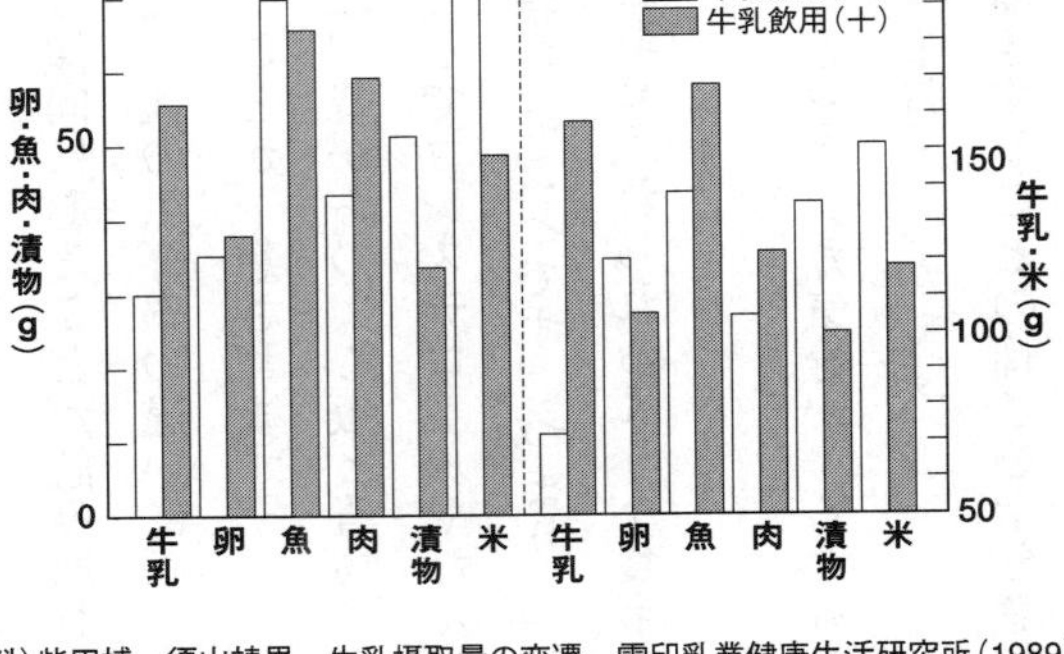

資料）柴田博，須山靖男，牛乳摂取量の変遷，雪印乳業健康生活研究所（1989）

かります。つまり、牛乳をあまり飲まない人は昔ながらの和食中心の食事を、牛乳を毎日飲んでいる人は和食に洋食を取り入れた食事をする傾向にあることが読み取れます。このふたつの図から、牛乳を飲む人とあまり飲まない人の生存率の違いには、牛乳を含め、ふだん食べている食品が大きく影響していることが予想されます。

現在、日本が世界一の長寿国になった理由のひとつは、昔からの〈ご飯と漬物〉中心の和食に、戦後、洋食を取り入れ、肉を多く食べることでコレステロールやたんぱく質の摂取量が増えた結果、脳卒中による死亡率が激減したことです。つまり、「毎日牛乳を飲めば長生きする」のではなく、「牛乳を毎日取り入れられるような食事内容が長生きにつながった」と考えたほうがよさそうです。

もし、図3—2を伏せて図3—1だけを見せられたら、だまされた気分がするかもしれません。けれども、図3—1も図3—2も事実であることはたしかです。「だまされた!」と腹を立てるより、データがひとり歩きすることの怖さを十分意識し、データを見る時には、「なぜ、こうなるの?」と疑問に思う姿勢を身につけ、できれば自分でいろいろな情報を集めてみることが大切です。そうすれば、図3―1だけに惑わされることもなく、図3―2を目にした時には「やっぱりネ!」と思えるはずです。

2 健康のためには1・5~2リットルの水が必要

人の体重の約6割が水分です。体重60キログラムの人であれば、灯油用のプラスチック容器(18リットル)2本分ぐらいの水分が体内に存在していることになります。人は食べなくても数週間は生きられますが、水がなければ数日で死ぬとさえいわれています。それにもかかわらず、水は栄養成分をまったく含まないため、その重要性があまり意識されていないようです。

実際に、体の水分が2%失われるだけで血液が濃縮され、6%失われると手足のふるえや頭痛などが起こり、さらに失われる量が15%になると意識不明に陥ります。

図3-3　1日あたりの水分出入量

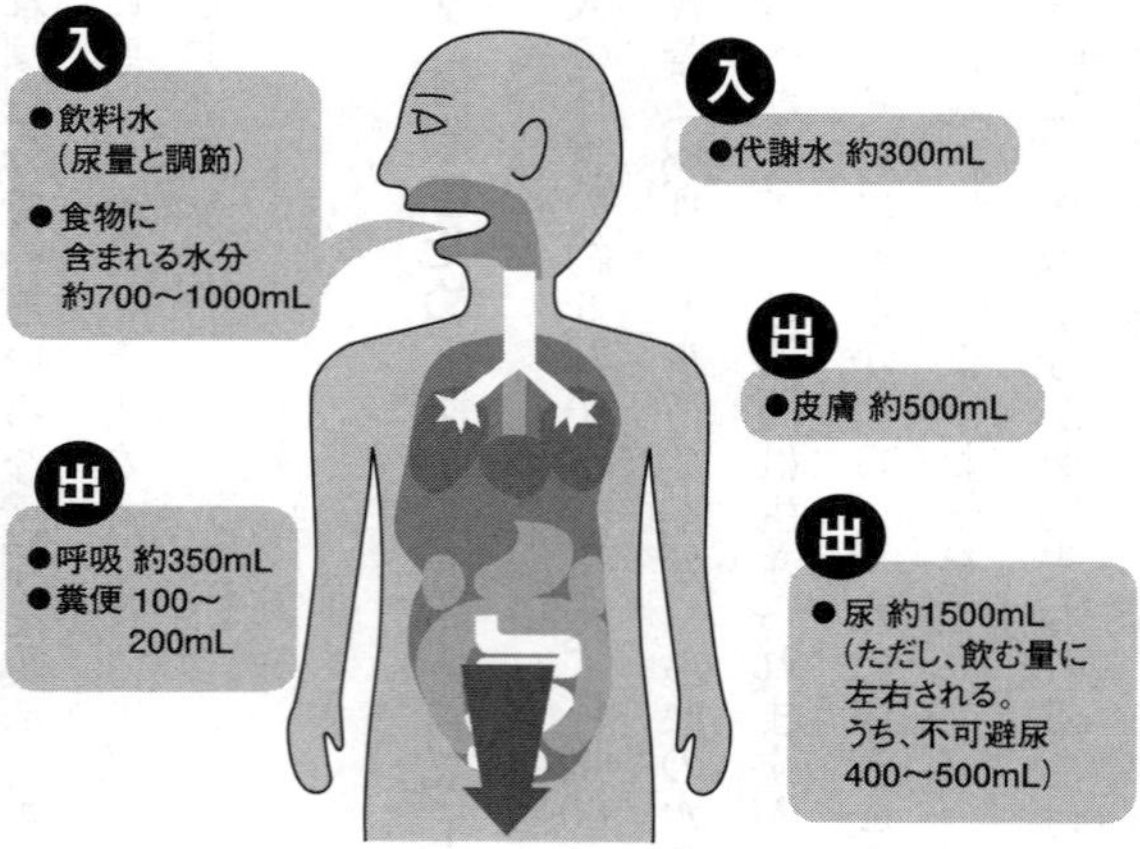

このように、人の体にとっては無視できない存在の水ですが、１日にどれくらい飲めばよいのでしょうか？「健康のために１日に飲む水の目安量は、１５００ミリリットル以上、できれば２０００ミリリットル程度が望ましい」と言われていますが、それはなぜでしょう？

水分は尿の形で一番多く出ていき、その量は、平均で１日に１５００ミリリットル前後といわれています。尿のうち４００～５００ミリリットルは体の老廃物（尿素約30グラム）を溶かすために最低必要な量で、〈不可避尿〉と呼ばれています。

もし不可避尿を出さなければ、尿素が体内にたまって生命が危険にさらされることになります。

尿に次いで、水分は汗の形で逃げていきます。自分が汗をかいたと感じていない時でも、皮膚からは５００ミリリットルのペットボトル１本分以上の水分が逃げています。さらに、吐く息から３５０ミリリットル、便で１００〜２００ミリリットルの水分が失われます。これらを合わせると、だいたい１日２５００ミリリットル前後の水分が体の外へ出ていく計算になります。

それでは水などの飲み物以外の形で体内に入る水分はどれくらいでしょうか。人は１日に約１４００グラムの固形食品を口にしています。食品に含まれる水分は、ご飯が約60%、肉類が約70%、野菜では90%以上と意外に多く、固形食品から７００〜１０００ミリリットル前後の水分が口から入る計算になります。

さらに、体の中で体温の維持や活動のためのエネルギーなどが作られる時にできる水（代謝水）が約３００ミリリットルなので、これだけで体内に入る水分は、だいたい

１０００～１３００ミリリットルになります。外に出て行く水の量が２５００ミリリットルぐらいで、入ってくる量が１０００～１３００ミリリットル前後では収支が釣り合いません。さらに、汗でもかけば、その分、水分が出ていってしまいます。このため、１５００～２０００ミリリットル程の水分を摂ったほうがよいといわれているのです。

水分補給は、単なる水でなくても、お茶などの飲み物でも大丈夫です。ただし、甘いジュースなどは糖分の摂り過ぎを招くため、基本は水かお茶だと考えたほうがよいでしょう。

3　オシッコは何のためにするのか？

「行きたい！」と思って、私たちは毎日お手洗いに行っていますが、健康な成人では１日に、回数にして７回前後、量にして合計約１５００ミリリットルの尿を出しています。いったい私たちは何のために、毎日尿を排泄しているのでしょうか？

私たちが尿を排泄しているおもな理由は、体の老廃物のひとつである尿素を体の外に出すためです。体の中では、日々、たんぱく質の合成や分解が繰り返されていますが、その過程で余分なたんぱく質は分解されアンモニアになります。アンモニアは有害物質なので、肝臓に運ばれて無毒化され尿素となり、この尿素を水で薄めて尿として排泄しているのです。

人は毎日、たんぱく質を含む食品を食べています。「肉や卵は食べないわ。ご飯と野菜は食べるけど」という人でもたんぱく質は摂っています。茶碗に軽く1杯のご飯に含まれるたんぱく質は約3グラム、トマト1個にしても約1グラム含まれています。ちなみに、約3グラムのたんぱく質は卵½個分のたんぱく質量に相当します。また、見た目にはまったくわかりませんが、体の中では毎日古い組織が壊されて新しい組織に作り変えられているのです。

組織のたんぱく質の約半分が新しく入れ替わるのに必要な日数は、肝臓で約12日、筋肉で約80日、骨は約240日といわれています。体重65キログラムの大人の場合、食事から摂ったたんぱく質と体の組織で作られているたんぱく質を合わせると、体内では1日に約200グラムものたんぱく質が合成されると同時に分解されていることになります。その結果、毎日、約30グラムもの尿素が作られているのです。

もし、約30グラムの尿素が毎日尿から排泄されなければ血液中にたまり、そのまま放っておけば尿毒症になって生命が危険にさらされることにもなりかねません。これを防ぐために、人は生まれた時からずっと尿を排泄し続けているのです。

4 トイレの水を流す前に、ひと目便の観察を！

「便は健康のバロメーター」といわれるように、便の状態で自分の腸内環境がよいかどうか、ひいては健康かどうかがある程度わかります。便の状態がよければ腸内環境がよい証拠なので、体に抵抗力があり、病気にかかりにくい健康な状態であるといえるでしょう。逆に便の状態が悪ければ、腸内環境が悪い証拠なので、抵抗力が落ちていて病気にかかりやすい状態だと考えられるのです。

私たちの腸の中には細菌が住んでいます。腸内細菌と聞くと、自分の体の一部のような気がしますが、これは人とは別個の生き物で、人と互いに助け合って生きる関係（共生関係）にあります。腸内細菌の数は、１００種類以上、１００兆個以上といわれ、体重計の目盛りのうち１〜１・５キ《キ》ロ《ロ》グラムが腸内細菌の重さです。

その種類もさまざまで、体の免疫力を高めるために役立つビフィズス菌や乳酸菌などのような〈善玉菌〉もいれば、ウェルシュ菌のように腐敗物質や発がん物質などを作り出す有害な〈悪玉菌〉もいます。さらに、人間社会でもたまに見かけるような、悪玉菌と善玉菌の力関係を眺めつつ、優勢なほうに加担する〈日和《ひより》見《み》菌〉と呼ばれるような菌までいるのです。

腸内では、善玉菌と悪玉菌の勢力争いが日々繰り広げられていて、善玉菌が優勢になると腸内が酸性に傾いて悪玉菌が減り、ますます善玉菌が増えていくという好循環が起こります。逆に、悪玉菌が優勢になると善玉菌が減り、悪玉菌が一層勢力を伸ばすという悪循環が起こるのです。

自分の腸の中をのぞいて、善玉菌が優勢なのか、悪玉菌が優勢なのかを直接観察するわけにはいきません。けれども、便の色やにおいで、腸内の勢力争いの結果がある程度予想できます。

便から水分を除いた固形物の⅓強は、生きている、あるいは死んでいる腸内細菌の塊です。善玉菌が多ければ、便はそれほど臭くなく、茶色というよりもどちらかといえば黄土色っぽい色をしています。逆に、便から悪臭が漂い、色が黒に近い褐色であればあるほど、腸内では悪玉菌が優勢な証拠です。また、便秘の期間が長くなるほど、便の色は黒くなります。

ただし、昨日食べた野菜や海藻の色なども便の色に大きく影響するので、「今日の便の色は黒いから大変だ！」と1日の便の色だけを見て一喜一憂することはありません。けれども、次にお手洗いに入った人から「臭い！」と苦情がくるようであれば、要注意です。

悪玉菌は完全に胃で消化されなかった肉類などをエサにして硫化水素やアンモニアなどの悪臭のする有害物質を作り出しているので、「悪玉菌が優勢だから臭いのかも?」とちょっと注意してください。

5 ご飯や油脂を摂らないダイエットでは健康、美しさが遠ざかる

やせたい一心で、「ご飯を食べない」「油脂を摂らない」「野菜と肉だけ」という話をよく耳にします。「肉や魚は食べているから大丈夫」と思ってダイエットしている人、大丈夫ではありませんよ。

たんぱく質は皮膚や髪、爪、筋肉などの見た目の組織だけでなく、内臓や血液、消化酵素、免疫細胞、新陳代謝に関わる酵素など、体のあらゆる部分の原料です。健康のため、美しく見えるためには、たんぱく質が絶対に欠かせないのです。そうかといって肉や魚、大豆をたくさん食べても、ご飯を食べないダイエット、油脂を摂らない

ダイエットでは、せっかく摂ったたんぱく質が体を作る材料にはあまり使われず、単にご飯や油脂の代わりに燃えてエネルギーになるだけです。

人が生命を維持するためには、一にも二にもエネルギーが必要です。特別に何か活動しているわけではない寝ている間でさえ、心臓は動き、呼吸をしており、体温が維持され、このためにエネルギーが消費されています。

人がエネルギーとして使うことのできる栄養素は、三大栄養素といわれる炭水化物（糖質）、脂質、たんぱく質です。このうち、真っ先にエネルギーに変わるのは炭水化物（糖質）で、炭水化物（糖質）で生み出されるエネルギーでも不足する場合に、脂質がエネルギー源になります。炭水化物（糖質）、脂質を使ってもまだエネルギーが不足する場合に、最後に出動するのがたんぱく質です。たんぱく質が分解されてエネルギーに変換されれば、体を作る原料にはなれません。炭水化物（糖質）、脂質をきちんと適量摂ることで初めて、口にしたたんぱく質が体の構成材料として利用できるようになるのです。

「健康のため、美しくなるためにダイエットを」と思えば、食事に白飯と汁物を添え、野菜をたっぷり食べるように心がけるとよいでしょう。「カロリーは抑えたいけれど満腹感もある程度欲しい」という場合には、〈白飯と汁物〉がうってつけです。

この2品で胃が随分と満たされるので、エネルギー摂取量を抑えつつも満腹感が得られる食事になります。また、白飯に含まれる炭水化物（糖質）に助けられ、口に入ったたんぱく質は、エネルギーに変わることなく体の構成材料として使われるようになります。

おまけに、茶碗軽く1杯の白飯（120グラム）からは卵½個分相当のたんぱく質、汁物に親指大ぐらいの豆腐が5〜6個（45グラム）入っていれば汁物からも、さらに卵½個分相当のたんぱく質が摂れるのです。〈白飯と豆腐入りの汁物〉の力を借りてダイエットをすれば、健康と美しさが一歩も二歩も近づいてくることでしょう。

6 なぜやせたいのか、考えたことがありますか？

若い女性がやせたい理由は「好きな洋服が着られるようになるから」「きれいになれるから」のようです。実際にやせるために、朝食を抜いたり、低カロリーのダイエット食品ばかり食べていたり、あげくの果てには食べる量を極端に減らしたり、絶食したりと、大変な努力です。

その一方で、20代の女性の4～5人に1人は〈やせ（低体重）〉であるという結果が「国民健康・栄養調査」（厚生労働省）で得られています。肥満ばかりが生活習慣病の原因ではありません。〈やせ〉も生活習慣病の原因となり、寿命が短くなることが知られています。太り過ぎも健康に悪いのですが、やせ過ぎも同じように健康に悪いのです。

体重が増えたり減ったりするのは、消費エネルギーと口からの摂取エネルギーのバランスの結果です。体重1キログラムに相当するエネルギーは約7000キロカロリーなので、体重を５キログラム減らすには、単純に７０００キロカロリー×５、つまり３５０００キロカロリー分、消費するエネルギーよりも口から入るエネルギーを少なくすればよいことになります。

ここでもう一度考えてみましょう。「なぜ〈やせたい〉のですか？」

「好きな洋服を着られるから」という人、たしかに、やせればどんな洋服でも、その寸法に体をおさめることはできます。でも、「好きな洋服を着られる」という背景には、人にきれいに見られたいという思いがあるからではありませんか？

〈洋服がきれい〉ではなく〈あなたがきれい〉になるには、健康が欠かせません。やせるために栄養バランスの悪い食事を食べ続けていれば、たしかに体重は減りますが、脂質が足りなければ肌がかさつき、たんぱく質が足りなければ髪は枝毛が多くつやがなくなり、無表情になることが知られています。脂質やたんぱく質をちゃんと栄養素として利用するには炭水化物（糖質）やビタミン、ミネラルが欠かせません。ちなみに、ビタミンＡ・Ｄ・Ｅ・Ｋのような脂溶性のビタミンは、脂質と一緒に摂ることで、

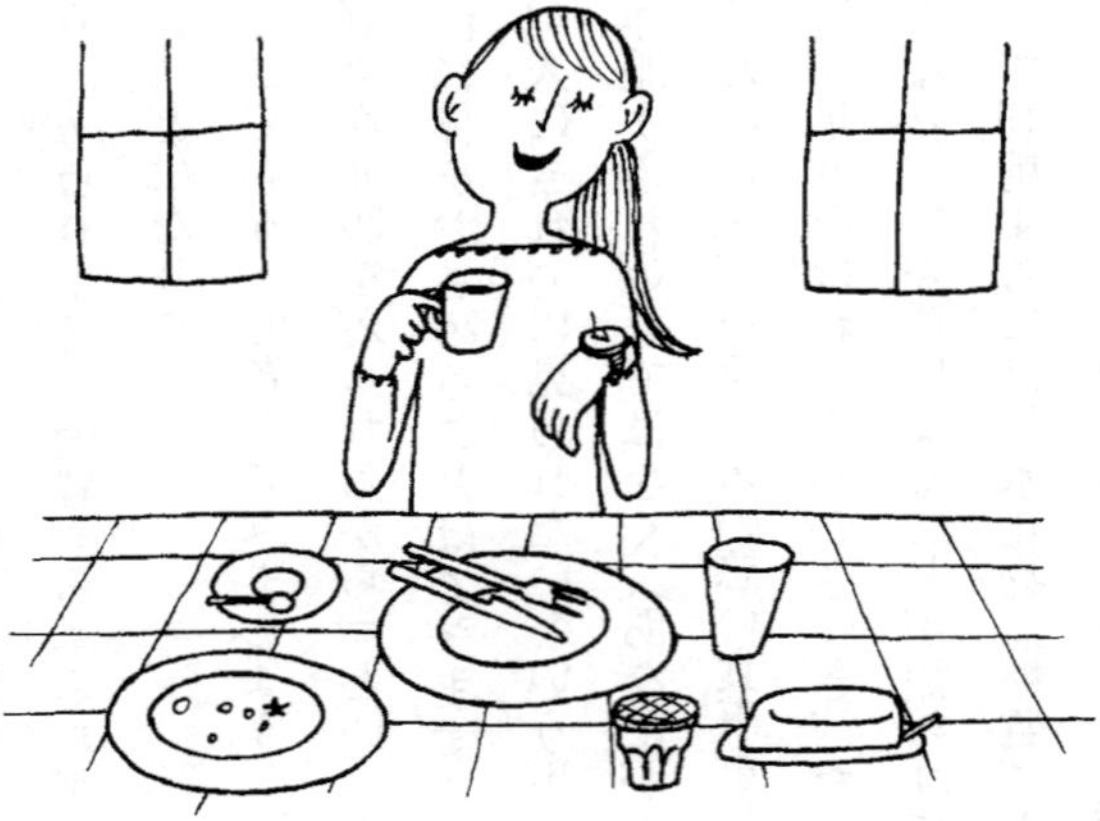

体内に吸収され、その効果を発揮できるのです。

結局は、栄養バランスの整った食事が健康を支え、〈きれい〉を作ることになるのです。そのためには、朝食を抜くなど、もってのほかです。人の胃の容量は1・2〜1・5リットルぐらいで、1回に食べられる量は基本的に胃の容量で決まってきます。3食をきちんと食べて、やっと1日に必要な栄養素が揃うので、1食抜くたびに〈健康〉〈きれい〉から一歩、遠くなるのです。

7 卵がコレステロールを上げるという誤解が生まれたきっかけ

「卵は血中コレステロールを上げる悪者である」という誤解が生まれたきっかけは、１９１３年に発表されたロシアの病理学者の行った実験です。ウサギに卵を食べさせたところ、動脈硬化を引き起こす原因のひとつである血中コレステロール値が増加したのです。

人の体は約60兆個の細胞から成り立っているといわれますが、コレステロールはその細胞の一つひとつの膜の原料として、また性ホルモンや脂質の消化に必要な胆汁の原料としてなど、生きるために欠かすことのできない脂質のひとつです。

人の場合と同じ様に、ウサギにとってもコレステロールは重要な成分です。ただし、ウサギのような草食動物では、自分に必要なコレステロールはすべて自分の体の中で作り出しており、コレステロールを含む卵などの動物性食品を食べる必要はないのです。それなのに、コレステロールを含む卵を食べさせれば、当然、血中のコレステロール値は上がってしまいます。「卵の悪者伝説」は、草食動物を使った実験の結果を、雑食動物である人間にそのまま当てはめたことで生まれた誤解だったのです。

その後、「卵が血中コレステロール値を上げるか上げないか」については多くの研究が行われ、健康な人であれば、1日2個ぐらい食べても血中コレステロール値は上がらないと考えてもよい、という結果が得られています。

現在、人ではなく動物を使った実験で得られたいろいろな研究結果が報告されていますが、動物実験の結果がそのまま人に対して当てはまるかどうかは判断が非常に難しいところです。

慎重を期して、動物実験の結果だけでなく、人を対象とした臨床試験でも同じ結果が得られ、「人にも当てはまる」と確信を得てから、その研究の恩恵を受けようと思えば、もしかして自分の寿命がつきているかもしれないし、逆に動物実験の結果が人に当てはまると安易に鵜呑みにしてしまえば、「卵の悪者伝説」のように、後で間違っていたことが判明したりすることもありえます。

「何をどこまで信じるか」は最終的には自分の判断に委ねられています。そのことを肝に銘じて、自分自身が納得できる情報を集めて健康に役立てたいものです。

8 良質なたんぱく質の〈良質〉とはどういう意味?

〈良質〉なたんぱく質という言葉をよく耳にしますが、それならば〈悪質〉なたんぱく質というのもあるのでしょうか? いったい〈良質〉とはどういう意味なのでしょう。たんぱく質は体に欠かせない栄養素なので、〈悪質〉なたんぱく質という考え方は存在しません。ただし、食品に含まれるたんぱく質の中には〈良質〉なものもあれば〈良質ではないもの〉もあります。

私たちが口にしたたんぱく質は、消化の過程でバラバラに分解されてアミノ酸となり、小腸で吸収されます。吸収されたアミノ酸は再び体内で組み替えられて体の組織などのたんぱく質に生まれ変わります。体のたんぱく質を構成するアミノ酸は20種類ありますが、このうち11種類のアミノ酸は体内でほかのアミノ酸から作ることができるので不足しても補うことができますが、残る9種類は作ることができません。つまり、食事から摂らなければならないアミノ酸が9種類あるのです。

食品に含まれるたんぱく質が〈良質〉か〈良質ではない〉かは、この9種類のアミノ酸（必須アミノ酸）をバランスよく含むか含まないかで決まります。9種類がバランスよく揃っていれば、食品中のたんぱく質は体内で効率よく利用されます。このようなたんぱく質が〈良質〉と呼ばれているのです。

いろいろな食品中のたんぱく質の体内での利用率を表す指標となる〈アミノ酸スコア〉をみると、卵のたんぱく質は１００点満点中１００点で、摂ったたんぱく質がすべて体内で利用されることがわかります。卵以外にも、大豆食品や肉、魚などの、いわゆるたんぱく質食品の多くはアミノ酸スコアが１００、つまり〈良質〉です。

逆に、米やイモ、野菜や果物などの植物性食品のアミノ酸スコアは低く、これらの食品に含まれるたんぱく質は体内で利用されにくい、つまり〈良質ではない〉ことがわかります。

〈良質ではない〉たんぱく質でも、食べる食品の組み合わせによっては〈良質〉にもなります。たとえば、米のたんぱく質が〈良質ではない〉理由は、リジンと呼ばれる必須アミノ酸が少ないためです。もし、米だけを食べれば米に含まれるたんぱく質は体内で6割ぐらいしか利用されず、残り4割が無駄になります。

けれども、米と一緒にリジンの多い食品を食べれば、米のたんぱく質の体内での利用率が途端に高くなる、つまり米のたんぱく質が〈良質〉になることが知られています。いろいろな食品を組み合わせて一緒に食べれば〈良質ではない〉たんぱく質も、〈良質〉になるのです。

ちなみに、味噌などの大豆食品はリジンの多い食品です。昔から日本人が食べていた〈ご飯と味噌汁〉の組み合わせは、実は味の面だけではなく栄養面でも、おいしい組み合わせだったのです。

9　更年期障害の症状軽減は大豆食品で

閉経前後の5〜10年ぐらいの期間を「更年期」と呼びますが、この期間には、人によって程度の差こそあれ、自律神経失調症の症状や精神症状などのさまざまな不快症状が現れます。これは、女性ホルモンを分泌する卵巣の働きが年とともに衰え、女性ホルモンが不足するために現れる症状で、女性ホルモンの欠乏した状態に体が慣れるまで続きます。

欧米では、「日本の女性が欧米の女性に比べて更年期の不定愁訴が軽いのは、日常の食生活の中で大豆食品を多く食べているためではないか」と考えて大豆に注目し、盛んに研究が進められています。現在はすでに大豆食品を更年期障害の症状軽減に応用するための臨床試験も行われています。

大豆に含まれるポリフェノールの一種である大豆イソフラボンは、女性ホルモンの化学構造とよく似ており、体の中で女性ホルモンと似た働きをします。大豆食品を摂ると女性ホルモンの不足分の一部が補われることになるため、更年期障害の改善に役立つのです。欧米の臨床試験の結果では、大豆食品が〈のぼせ〉の回数を減らす効果のあることが明らかにされています。日本の調査でも、大豆イソフラボンの摂取量が多い人は〈のぼせ〉や〈ほてり〉の回数が少なく、腰痛や動悸などの症状が軽いことが確かめられています。

日本に生まれ育った女性は、「私はラッキー！」と感謝しながら、日常の食生活の中で今まで以上に大豆食品を摂ることを心がけるとよいでしょう。

大豆食品には、見た目にすぐにわかる豆（大豆）以外に、エダマメ、豆腐、納豆、油揚げ、がんもどき、凍り豆腐、きな粉、おから、ゆば、豆乳などの食品や、醤油や味噌などの調味料があります。

10 カルシウムの不足分をどうやって摂るか？

同じ品種のホウレンソウの種を日本とヨーロッパで同時に植えて収穫した場合、ホウレンソウに含まれるカルシウムの量に違いがあるのをご存知ですか？　ヨーロッパで育ったホウレンソウのほうがカルシウムを多く含んでいるのです。「火山の国」と呼ばれる日本の土壌は火山灰で作られているので、ヨーロッパほど土壌にはカルシウムが含まれていません。このため、日本で育った野菜や飲料水などに含まれるカルシウムの量は必然的に少なくなってしまうのです。

現に、戦後直後から実施されている「国民栄養調査」（現「国民健康・栄養調査」）の結果をみても、日本人のカルシウム平均摂取量が1日の必要量に達したことは、これまでに一度もありません。

カルシウムは体を支える骨の構成材料であると同時に、神経や筋肉の興奮、あるいは血液凝固（血を固める働き）などに深く関係しているミネラルで、生きていくためには絶対に欠かせない栄養素です。日本に住んでいるかぎり、意識してカルシウムを摂らなければ慢性のカルシウム不足に陥ってしまいます。

カルシウムを摂る時には、量はもちろんのこと、吸収率も考えなければなりません。カルシウムはとても吸収されにくいミネラルで、口にしたカルシウムがすべて体内に取り込めるわけではありません。

カルシウムの吸収率は、牛乳・乳製品では約40％、野菜では約19％、魚はその間の約32％であることが日本の研究で明らかにされています。また、豆腐などの大豆食品と牛乳やチーズの吸収率がほぼ同じであることがアメリカの研究で明らかにされています。

現在の食生活のなかで、日本人がカルシウムをどのような食品から摂っているかを見ると、牛乳・乳製品からがもっとも多く、次いで野菜、大豆の順になっています（図3―4）。これは〈口から入るカルシウム〉の量だけに着目した結果ですが、これに吸収率を考え合わせると、〈体内に入るカルシウム〉の量は、もしかしたら野菜か

図3-4　カルシウムの食品群別摂取量の現状

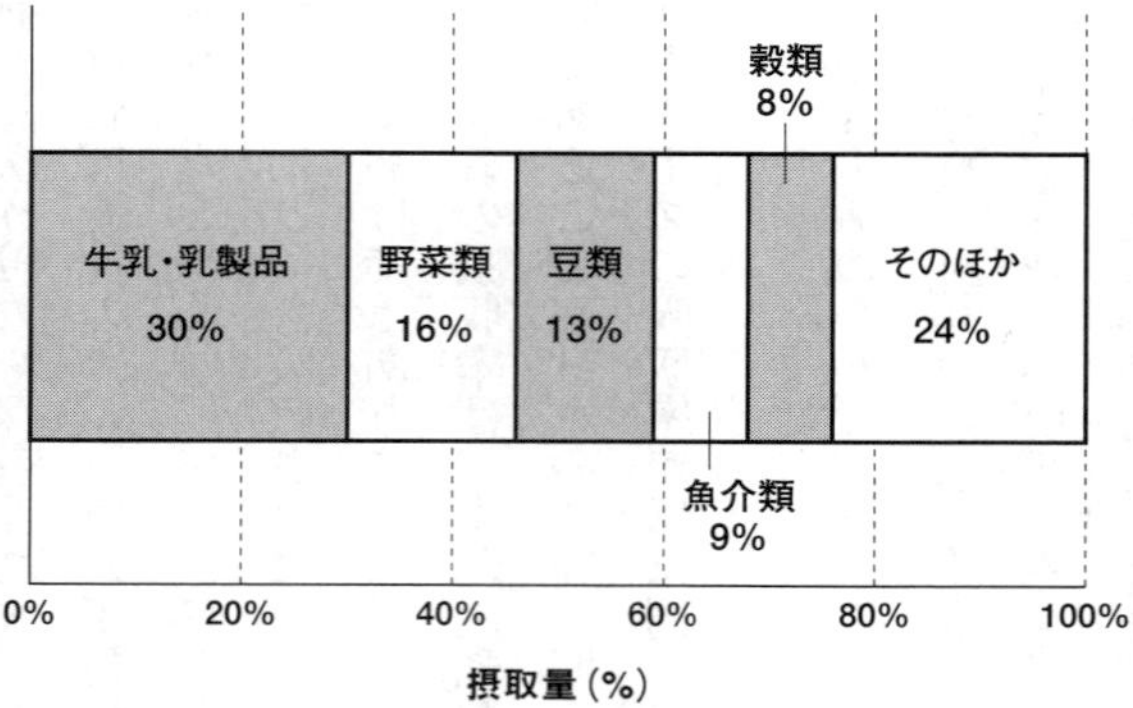

資料）厚生労働省，平成16年国民健康・栄養調査

らよりも大豆からのほうが多いのかもしれません。いずれにしても、牛乳・乳製品や大豆食品は、現代の日本人にとって貴重なカルシウム供給源となっています。

今までの食生活を変えずに慢性のカルシウム不足から脱却するために、牛乳・乳製品や大豆食品を「今より少し多めに！」を目指して利用するのがよいでしょう。

表3－1に、牛乳・乳製品や大豆食品の1食分目安に含まれるカルシウム含量を並べてみました。これを参考に、〈今より少し多めに〉を目指してカルシウムを摂ることを意識してみませんか？

表3-1　おもな牛乳・乳製品および大豆食品のカルシウム含有量

	食品名	目安量	(mg)
牛乳・乳製品	普通牛乳	コップ1/2（100mL）	110
	脱脂粉乳	大さじ1（6g）	66
	ヨーグルト（無糖）	小カップ1個（100g）	120
	ヨーグルト・ドリンクタイプ	コップ1/2（100mL）	110
	プロセスチーズ	6P1個またはスライス1枚（20g）	126
	パルメザンチーズ	大さじ1（6g）	78
大豆食品	水煮大豆	カップ1/2（68g）	48
	きな粉	大さじ1（7g）	18
	木綿豆腐	1/3丁（100g）	120
	絹ごし豆腐	1/3丁（100g）	43
	生揚げ	1/2枚（110g）	264
	油揚げ	1枚（30g）	90
	がんもどき	直径8cm1/2枚（50g）	135
	凍り豆腐	1個（16g）	106
	糸引き納豆	1パック（50g）	45
	おから	カップ1/3（50g）	41
	豆乳	コップ1/2（100mL）	15
	生湯葉	40×17cm（30g）	27

資料）文部科学省，五訂増補日本食品標準成分表

11 イソフラボン、サプリメントでの摂取は摂り過ぎ注意、食品ならOKの不思議

「更年期障害の軽減に」「骨粗しょう症の予防に」「乳がんの予防に」と大豆イソフラボンの効果が注目され、大豆イソフラボンをサプリメントで摂る人が増えてきました。

そこへ2006年の春に「大豆イソフラボンの安全な1日の摂取目安量は70〜75ミリグラムです」と国の食品安全委員会からの発表です。

「それなら納豆1パックを食べたら、安全でなくなるので、もう豆腐を食べられない」とドキッとしたところへ、「大豆は食品の形で摂るならとくに心配する必要はない」と先の続きが発表されホッとされた人も多いのではないでしょうか。

ところで、一体この〈ドキッ〉と〈ホッ〉の騒ぎとは何だったのでしょう。

●食品中の大豆イソフラボン、腸内細菌の働きで効果発揮

大豆食品に含まれるイソフラボンは、イソフラボンとしての健康効果を示すアグリ

コンと呼ばれるものと糖が結びついた形で存在しています。この形は、ちょうど日本の伝統工芸品の〈こけし人形〉を想像するとわかりやすいかもしれません。丸い頭の部分がアグリコンで、胴体の部分が糖に相当します。〈こけし人形〉のままでは、人形の体（分子）が大き過ぎて腸から吸収されないので、大豆イソフラボン特有の健康効果は現れません。

けれども、おもに腸内細菌の働きで、こけし人形の頭と胴体、つまりアグリコンと糖が切り離されると、アグリコンが腸から吸収されて特有の健康効果を発揮できるようになります。食べた大豆食品中のイソフラボンが吸収される割合は、腸内細菌の働き具合などによって異なるのではっきりとはわかっていませんが、一説によれば40〜60％ぐらいだといわれており、残りは残念ながら体の外へ排出されてしまいます。

●大豆イソフラボン、「食品で摂るなら心配無用」のわけ

「大豆は食品の形で摂るならとくに心配する必要はない」と聞いてホッとしてもよい理由はおもにふたつあります。ひとつは、大豆食品に含まれるイソフラボンの全部が全部、吸収されるわけではないこと、もうひとつはイソフラボンの女性ホルモンに似た作用の強さが、そもそも女性ホルモンの千分の一から万分の一だといわれていることです。つまり、大豆食品を通してイソフラボンを摂れば、その効果は緩やかに現れるので、副作用もなく安全だということです。

実際に、日本人は古くから大豆食品を食べ続けていますが、それで問題が起こるどころか、「日本人女性の更年期症状が軽いのは大豆食品のおかげ」と欧米から注目されるなど、大豆食品の評価は高まる一方です。大豆食品をたくさん食べても大丈夫だという理由は、日本人の長い食経験に裏付けられていることも忘れてはいけません。

大豆食品は低脂肪で良質なたんぱく質を多く含み、イソフラボンを含まなかったとしても、カルシウムなどの栄養素が多いなど、健康のためには摂ったほうがよい食品の代表格です。

●大豆食品はいつ食べれば効果的か

イソフラボンを含む大豆食品は、いつ食べたらよいのでしょうか？　イソフラボンの血中濃度は大豆食品の種類や個人差などでも大きく異なりますが、食べてから、だいたい2時間ぐらいで上がり始め、6時間ぐらいでピークを示し、その後減っていき、48時間後、つまり2日後には食べる前の濃度に戻ります。この血中濃度の変化を踏まえると、女性ホルモンの不足を補うために大豆食品を食べる場合には6時間ぐらいを目安に、つまり毎食、毎食、大豆食品を食べたほうがよいことになります。

●大豆イソフラボン、サプリメントで摂る場合には要注意！

いわゆる〈健康食品〉としてのサプリメントに含まれる大豆イソフラボンは、食品中のものと違って、アグリコンと呼ばれる吸収されやすい形で入っています。アグリコンの形で口に入れれば、サプリメントに含まれるイソフラボンはほぼそのまま腸から吸収され、血中に入ります。つまり、吸収率がかなり高いのです。

大豆イソフラボンは女性ホルモンの不足が原因で起こる骨粗しょう症の予防や更年期症状の軽減に役立つこと、さらに乳がんの予防にも役立つ可能性があることなどが、国内外の研究成果として報告されています。だからといって、大豆イソフラボンをたくさん摂れば摂るほど、いろいろな症状や病気の改善に役立つわけではありません。

イタリアの研究によって、大豆イソフラボン１５０ミリグラムを毎日、５年間摂り続けた場合には子宮内膜増殖症を発症する危険性が高いという、大豆イソフラボンのマイナス面が明らかにされています。子宮内膜増殖症にかかると、子宮がんを発症する可能性が高いことがわかっています。

大豆食品に含まれるイソフラボンは吸収率が低いので、１５０ミリグラムもの量を毎日５年間にわたり体内に取り込み続けることはかなり難しいことですが、吸収率が高いアグリコンの形で含まれるサプリメントであれば、これぐらいの量でも簡単に摂り続けることができます。

近年、食品に含まれるいろいろな成分の健康効果が次々に明らかにされ、その成分だけを多量に摂ることができるサプリメントがいろいろ出回っています。成分の健康効果を期待してサプリメントを摂ったものの、実際には過剰摂取による弊害で、かえって健康を害することもあるのです。

サプリメントを安易に摂る前に、まず、自分の食生活を振り返り、自分の健康状態と照らし合わせながら改善の余地があるかないかを確かめたほうがよいでしょう。

12　お米に守られている日本人

「あなたの主食は何ですか？」と聞かれ、即座に「ご飯！」と答えた人の多くは、栄養バランスがある程度整った食事をしているといえるかもしれません。

人がエネルギー源として利用できる栄養素はたんぱく質、脂質、炭水化物〈糖質〉で、これらの３つの栄養素をバランスよく摂ることが健康への第一歩です。このため、食事内容の栄養バランスが整っているかどうかを表す指標のひとつとして、この３つの栄養素から算出される〈ＰＦＣエネルギー比〉という数値が使われています。

ＰＦＣエネルギー比は、摂った総エネルギーのうち、Ｐ（Protein：たんぱく質）、Ｆ（Fat：脂肪）、Ｃ（Carbohydrate：炭水化物〈糖質〉）から摂取したエネルギーのそれぞれの割合を示したもので、それぞれの理想的な値の目安はPが12〜15％、Fが20〜25％、Cが60〜68％です。

欧米には日本のような〈主食〉という概念がないので、食事は肉などの動物性たんぱく質に重きが置かれています。肉には脂質が多いので、欧米のような食事のＰＦＣエネルギー比は、Ｃ（炭水化物〈糖質〉）が適正値よりも低く、Ｆ（脂質）が適正値よりもかなり高くなります（図３―５）。その結果、日本で生活習慣病が問題視される以前から、欧米では脂質の摂取過剰が原因となる肥満や動脈硬化、さらに心臓病、脳卒中が大きな社会問題になっていました。

日本では、米を主食にした食事構成なので、炭水化物（糖質）の摂取量が多く、ＰＦＣエネルギー比はほぼ理想的な値を保ち続けています。

人の胃の容量は１・２〜１・５リットル前後なので、主食として米を食べればある程度胃が満たされるため、肉などのおかずだけをたくさん食べいるようなことはあまりありません。つまり、主食としてご飯をきちんと食べていれば、ＰＦＣエネルギー

図3-5　PFCエネルギー比の国際比較

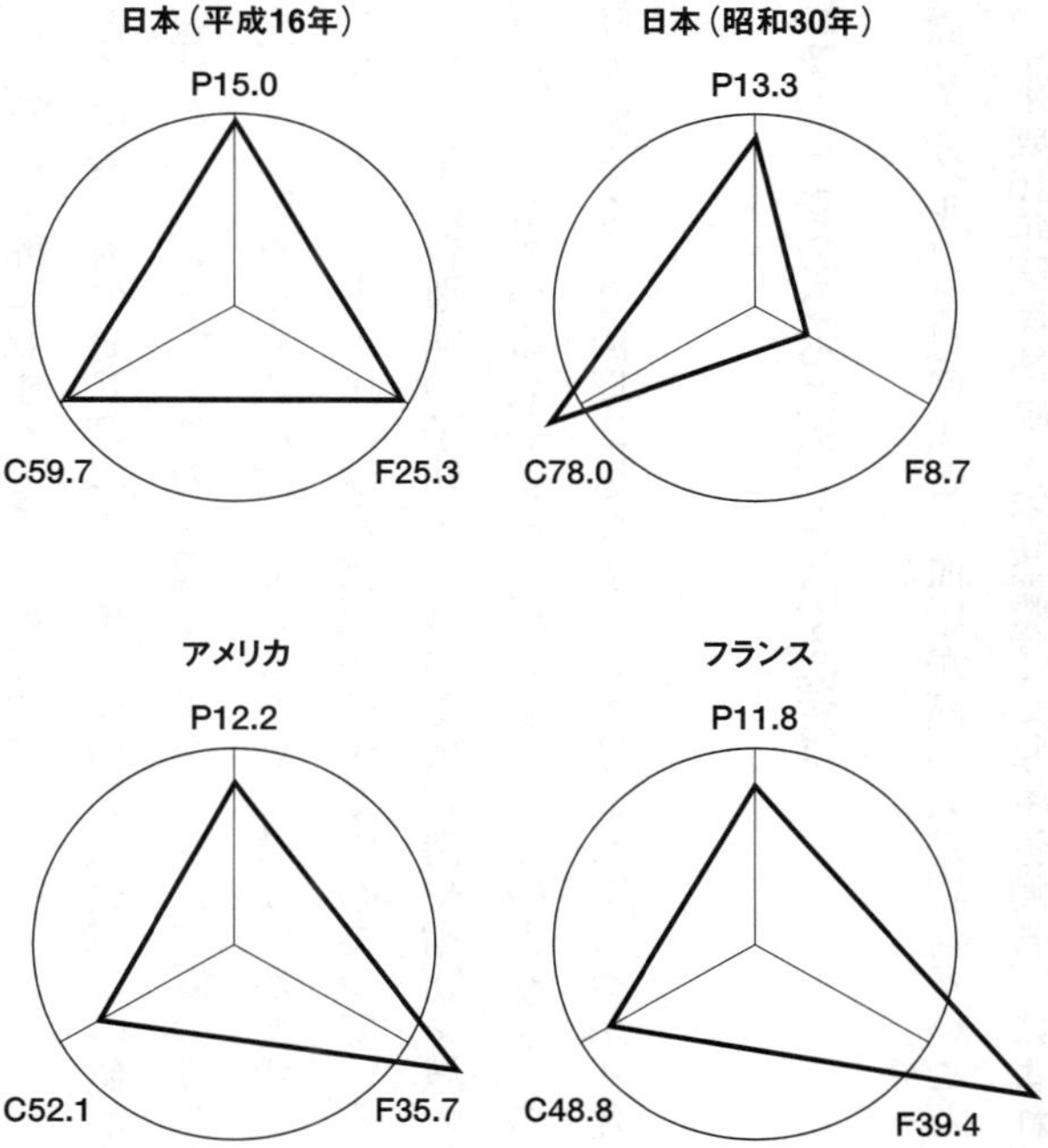

円：適正比率（P15，F25，C60）
P：たんぱく質
F：脂質
C：炭水化物（糖質）

注）アメリカ・フランスのデータ：FAO“Food Balance Sheets 1998-2000Average”
日本のデータ：厚生労働省，国民健康・栄養調査

比は自然に適正の範囲に収まってくるのです。

最近、とくに若い人のPFCエネルギー比のF（脂質）の値がぐんぐん伸びていることが問題になっています。この原因は、米を主食に位置づける食事構成が崩れ、米をあまり食べずに肉をたくさん食べているためではないかと考えられています。日本の若者のPFCエネルギー比の欧米化現象はすでに始まっているようです。

最近とみに「生活習慣病の予防・改善のために肉や脂肪を減らしましょう」といわれ、窮屈な思いをしている人も多いと思います。そのような人のためにひと言。「肉や脂肪を減らそうと無理に思わず、まずはご飯をしっかり食べましょう！」

13 知らず知らずのうちに摂っている塩分

自分の周りをグルッと見回すと、血圧が高い人が結構多いことに驚きます。それもそのはず、「平成16年国民健康・栄養調査」（厚生労働省）によれば、40代で約４人に

1人、50代で約3人に1人、60代以上になると実に2人に1人以上が高血圧なのですから。高血圧者の多さに安心して「赤信号、みんなで渡れば怖くない」なんてとんでもありません。血圧が高いまま放っておくと、脳卒中や心臓病など命に関わる病気になる危険が高まります。「赤信号は、みんなで渡っても怖い」のです。

日本人の高血圧の3〜4割は食塩感受性高血圧だといわれ、食塩を摂り過ぎると血圧が上昇し、減塩すると血圧が下がることが知られています。このため、塩分は男性では10グラム未満に、女性では8グラム未満に抑えることがすすめられていますが、この数値を醤油や味噌などの調味料で使える塩分量と考えていませんか?

実は、調味料から〈食塩〉として摂れる量は、男性では6・5グラム前後、女性では4・5グラム前後です。その理由は、生野菜や牛肉などの食品そのものにも〈ナトリウム〉という形で塩分が含まれているからなのです。

生活習慣病の予防のために控えなければならない本当の意味での〈塩分〉とは、食塩ではなく〈ナトリウム〉のことです。食塩（塩化ナトリウム）はナトリウムと塩素が結合した物質なので、食塩を摂ることはすなわち、ナトリウムを摂ることを意味しています。けれども、ナトリウムは調味料に〈食塩〉という形で含まれているだけでなく、ほとんどの食品に多かれ、少なかれ含まれているミネラルです。

市販の加工食品に〈食塩相当量〉という表示がありますが、これは調味料で使った食塩量だけを表しているのではありません。調味料に含まれるナトリウムと食品そのものに含まれるナトリウムの量を合計し、これを〈食塩〉という形にした場合には何グラムに相当するかを示した数値なのです。

日常よく食べる食品中の食塩相当量をみると、果物やキノコ類、米やイモ類にはほとんど含まれていませんが、野菜のなかではニンジンやブロッコリーなどに100グラム中0・1グラム、生の魚には同0・2～0・5グラムぐらい、生のエビやイカなどでは0・4～0・9グラム、生の肉では同0・1～0・2グラム、牛乳½カップ（100ミリリットル）中には0・1グラム、卵1個（正味50グラム）には0・2グラムが含まれているといった具合です。

一つひとつの食品に含まれる量は、無視できるぐらいのわずかな量ですが、食べた食品すべてを合わせると見逃すことができない量で、日本人が調味料以外の食品から摂る食塩相当量は平均で3・5グラム前後にもなるのです。

いろいろな調査や研究から、血圧を上昇させない食塩量は1日に3〜5グラムであると考えられています。目に見えない形の塩分を知らず知らずのうちに摂っていることを意識して、食塩を含む調味料は、今まで以上に控えめにすることが大切ですね。

14 BMIは22が適正。……BMIって何?

成人男性の肥満者がこの二十数年の間に2倍近く増えており、「平成16年国民健康・栄養調査」の結果をみると男性の肥満が3人に1人に迫りつつあります。その一方で、20代の若い女性では〈やせ（低体重)〉が増え続けており、同じ調査結果によればだいたい5人に1人が〈やせ〉です。肥満か〈やせ〉かの判定には、現在、ＢＭＩが使

表3-2　肥満度の判定基準

	BMI
低体重（やせ）	18.5未満
普通体重	18.5以上　25未満
肥満（1度）	25以上　30未満
肥満（2度）	30以上　35未満
肥満（3度）	35以上　40未満
肥満（4度）	40以上

資料）日本肥満学会（2000）

われています。ＢＭＩとは体格指数（Body Mass Index）のことで、「体重（キログラム）÷身長（メートル）÷身長（メートル）」で算出される値です。

これまでは、標準体重として「（身長−１００）×０・９」で簡単に求められる数値が日本ではおもに使われていましたが、ＢＭＩはこの数値とは異なり、医学的な根拠に基づいた値を標準体重としていることが特徴で、現在では、国際的にも肥満の判定の主流になっています。

日本肥満学会ではＢＭＩが18・5〜25までの範囲を普通体重とし、25以上は肥

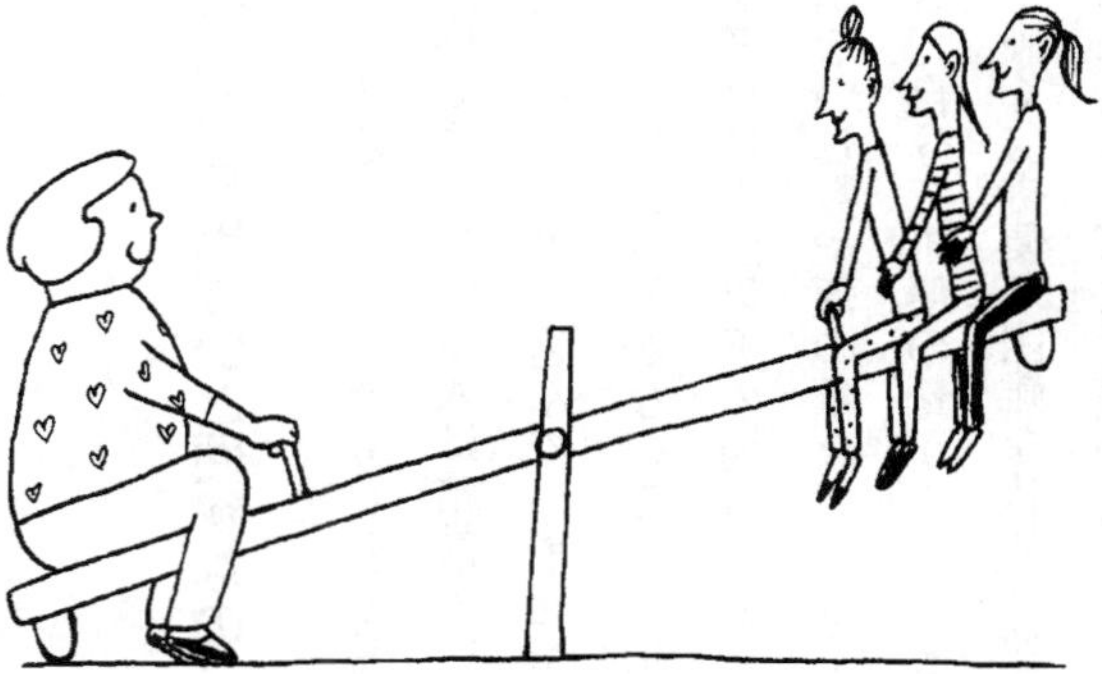

満、18・５未満は〈やせ（低体重）〉としています。ＢＭＩが22を標準体重としていますが、これは22の時にいちばん番病気にかかりにくいという疫学調査の結果から得られた数値です。

病気にかかる率は標準体重（ＢＭＩ22）から離れるほど高くなり、ＢＭＩが25以上になると高血圧、高脂血症（脂質異常症）、糖尿病、高コレステロール血症などの発症率が高くなることがわかっています。

なお、ＢＭＩは20歳以上の成人の肥満度の指標で、子どもの肥満度の指標にはなりません。

15 いつから出ないと便秘なの?

便秘をすると、太ったり、肌が荒れたり、大腸がんが気になったりと大変です。密かに便秘で悩んでいる人は結構多いようです。ところで、毎日排便がないことで、「自分は便秘だ」と思い込んでいませんか?

便秘とは毎日排便がないことを指すわけではありません。アンケート調査などでは排便が3日に1回以下の場合を便秘として取り扱うことが多いのですが、医学的には便の出ない日数や便の量などにとくに基準があるわけではありません。毎日排便があっても、自分で排便の量が少ないと感じたり、排便がなくて苦痛を感じたり、あるいは便が硬くて排便が困難な状態は便秘です。逆に、3〜4日に一度の排便であっても、規則的にスムーズに排便があり、すっきりした満足感があれば、それは便秘ではないのです。

一般に1日1回の排便が理想的だといわれていますが、20~40歳の女性を対象としたある調査では、平均的な排便回数は3日に1回がもっとも多く、次いで2日に1回、1日1回であることを報告しています。

これまで、便秘になると腸内に有害物質がとどまって大腸がんになりやすいのではないかといわれていました。けれども、2006年に発表された厚生労働省の6万人を対象とした調査結果では、排便が「毎日2回以上」、「毎日1回」、「週2~3回」でも、大腸がんの発症の危険度に差はなく、また、便の状態と大腸がんの発症にも関係がないことが明らかにされています。

16 症状によって異なる。便秘対策のいろいろ

「便秘には食物繊維がいちばん!」とばかりに、便秘の時には食物繊維の多そうな野

菜ばかりを選んで食べる人も多いようです。ところが、便秘の種類によっては食物繊維がかえって便秘の悪化を招くこともあります。便秘でお腹が痛くなり、ウサギのフンのような便が出るタイプでは食物繊維はあまり摂らないほうがいいのです。

「あら、また便秘だわ」というような常習性の便秘には、習慣性（直腸性）便秘、弛緩性（結腸性）便秘、けいれん性便秘の3つのタイプがあり、それぞれ便秘を改善する方法や食べ物などが違います。

●便が肛門から顔を出すまでの道のり

口から入った食べ物は、食道（約25センチメートル）、胃、十二指腸（約25センチメートル）、小腸（6〜7メートル）、大腸（約1・5メートル）と、およそ9メートルの長い道のりを経て肛門から便として出ていきます。

口から大腸の入り口に到達するまでの時間は食べ物に含まれる成分によって4〜15時間と大きく異なりますが、いずれにしても大腸の入り口にはドロドロの液状となった便のもとが届きます。この便のもとは、腸が緊張して腸管をすぼめたり、弛緩して

図3-6　人の消化管

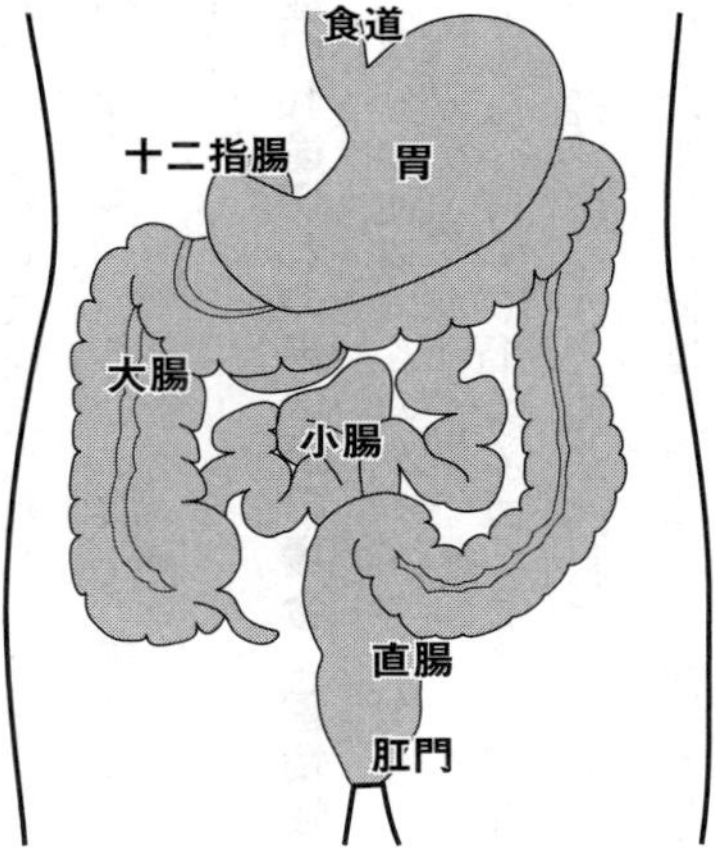

腸管をゆるめたりという繰り返しの蠕動《ぜんどう》運動などによって大腸の中を12時間以上かけてゆっくり移動し、その間に水分が徐々に抜けていき、肛門の出口手前の長さ約20チセンメートルの直腸の部分では固形の便らしい形になっています。

直腸にある程度の量の便がたまり直腸の壁に圧力がかかると、その刺激が大脳に伝わって便意が起こります。肛門の開閉は、自分の意思とは無関係に働く筋肉（不随意筋）と自分の意思によって働く筋肉（随意筋）のふたつの筋肉でコントロールされており、むやみに便がもれない構造になっています。

便意を感じると不随意筋が緩みますが、トイレで排便する体勢が整うまでは随意筋のおかげで持ちこたえられるのです。そして、「排便するぞ」という意思によって随意筋がゆるみ、いきむと腹圧も手伝って便が押し出され、肛門が開き、便が顔を出すのです。

●途切れ途切れの硬い便の場合（習慣性〈直腸性〉便秘の特徴と食べ物）

大部分の便秘はこのタイプで、女性に多い便秘です。これは忙しさに紛れて便意を我慢してトイレに行かなかったり、下剤や浣腸を乱用しているうちに、次第に直腸の粘膜が鈍感になり、便が直腸にたまっても便意を感じにくくなるために起こります。直腸にたまった便は、そこでさらに水分が吸収されて硬い便になり、途切れ途切れに排泄されるので、排便後もまだ便が残っている感じがします。

このような習慣性便秘の場合には、朝食をしっかり食べることが大切です。胃の中に食べ物が入って胃が膨らむと、胃から大腸に信号が送られ、この信号を受けた大腸が反射的に収縮して蠕動運動を起こし、便を直腸に送り出します。つまり、食事を摂ることがきっかけになって便意が起きるのです。このような大腸の収縮は、とくに朝起きたばかりの胃が空っぽの時に朝食を食べることで強く起こります。「朝起きたらコップ１杯の冷たい水を飲むとよい」といわれるのは、このためです。

食事では、便のカサが増すように食物繊維をたっぷり摂ることを心がけましょう。食物繊維の多い食品は、麦飯、イモ類（サツマイモ、サトイモ、コンニャクなど）、種実類（ゴマ、アーモンド、クリなど）、野菜（ゴボウ、切り干しダイコン、グリンピースなど）、海藻類（ヒジキ、ワカメ、昆布、寒天など）、豆類（小豆あん、大豆、おから、インゲンマメなど）などです。

●太い便の場合（弛緩性〈結腸性〉便秘の特徴と食べ物）

弛緩性便秘は高齢者や病気で体力が低下している人、腹筋が弱い女性などに多いタイプの便秘です。腸の蠕動運動が弱く、大腸が緩んだ状態なので、便を押し出す力が十分でないことに加え、腹筋が弱くて排便時に十分な腹圧がかけられないために起こります。便が大腸を通過する時間が長くなり、水分が余計に抜けてしまうため、便は硬く太くなります。このタイプの便秘では、お腹が張った感じや排便後に便が残った感じが強く、また食欲が落ちたり、頭痛、肩凝りなどの症状を伴うこともあります。

食事では、便の量を増やし、腸に刺激を与えるために、食物繊維の多い食品（習慣性便秘の項を参照）や刺激の強いもの、また適量の脂質を摂ることが大切です。

腸に刺激を与えるものには、冷たい飲み物、炭酸入り飲料、香辛料、酸味の多い食品（レモン、ミカンなど）などがあります。とくに、朝の空腹時に冷たい飲み物を摂ると効果的です。

脂質は便のすべりをよくして便を出やすくする効果があります。野菜を油で炒めれば、食物繊維と油が同時に摂れるので、このタイプの便秘にはより効果的な食べ方です。

●ウサギのフンのようなコロコロの便の場合（けいれん性便秘の特徴と食べ物）

けいれん性便秘は、弛緩性（結腸性）便秘とは逆に、大腸の蠕動運動が強過ぎるために起こります。ストレスからくる自律神経の乱れによって、大腸の緊張が高まってけいれんが起こり、その部分が狭くなって便が通りにくくなり、直腸に入るのに時間がかかってしまうのです。腸の働きが強過ぎるためにお腹が痛くなり、ウサギのフンのようなコロコロした便になるのが特徴です。

習慣性便秘や弛緩性便秘と違って、腸を刺激するような食べ物は、かえって症状を悪化させてしまいます。冷たい飲み物やビールなどの炭酸入り飲料、香辛料などは控えましょう。食物繊維は大腸での便の通過時間を短くする作用がありますが、不溶性食物繊維は大腸に刺激を与えるため、けいれん性便秘の人にはあまり向いていません。

腸にそれほど刺激を与えない水溶性の食物繊維なら大いに摂りたいところなので、水溶性食物繊維の多いラッキョウの漬け汁はおすすめです。酢の物の合わせ酢に使ったり、カレーやトマト煮などの煮込み料理に入れると、とてもおいしく食べられます。

ラッキョウの漬け汁以外の食品では、水溶性食物繊維を含むものはたいてい不溶性食物繊維も多いので注意が必要です。野菜を食べる時には、生食を避けて、よく煮込んだスープなどにするとよいでしょう。不溶性食物繊維は十分軟らかくなるまで加熱すると、一部が水溶性に変わります。

いずれにしても、食物繊維を極端に制限する必要はありませんが、食べ過ぎには注意しましょう。そして、ストレスをため込まないようにゆとりを持った生活をすることも大切です。

17 味は生命を維持するための信号

赤ちゃんに、甘い砂糖水やうまみのあるスープをあげると、にこやかな顔になりますが、酸味や苦みのあるものをあげると、顔をくしゃくしゃにして、そのような味を口に入れられたことに抗議をするかのように、大声で泣き始めます。赤ちゃんのこのような反応は、味が生物にとって生命を維持するための意味深い信号であることを物語っています。人間は本能的に甘みやうまみを好み、酸味や苦みを嫌うのです。

甘みを示す糖は消化吸収が早く、体内で素早くエネルギーに変わります。甘みが本能的に好まれるのは、生命を保つために欠かせない〈エネルギー源を示す味〉だからです。ちなみに、甘みを感じるのはブドウ糖のような1分子、ショ糖（砂糖）のような2分子の糖で、糖の分子がたくさん連なっているデンプンのように、消化に時間がかかるものには、不思議なことに甘みが感じられません。

うまみを示す物質の代表はアミノ酸やイノシン酸ですが、アミノ酸がたくさん結合したものがたんぱく質です。また、たんぱく質食品にはイノシン酸が多く含まれています。人の体はおもにたんぱく質で作られており、たんぱく質を摂らなければ生きていけません。このため、うまみは〈たんぱく質源を示す味〉として本能的に好まれるのです。

食べ物が腐ると、微生物の働きで有機酸などが作られ、すっぱくなります。腐ってすっぱくなった食べ物は食中毒などの原因となり、生命をおびやかすこともあります。つまり、酸味は〈腐ったものを示す味〉なので、生命を維持するためには避けなければならないため、本能的に嫌われるのです。

酸味以上に本能的に嫌がられるのが苦みです。苦みは多くの毒物に共通している味、つまり〈毒の味〉だからです。ほんの少しでも苦み成分が含まれていれば、食べた途端に、すぐにわかります。すっぱいジュースや苦いコーヒー、ビールを好んで飲む人も多いようですが、このふたつの味が好ましく感じられるのは、生まれた後の学習の成果です。

赤ちゃんは生後１００〜１２０日くらいまで塩味を感じないので、赤ちゃんに塩水を与えても無反応ですが、塩味は人の体に欠かせない〈ミネラル源を示す味〉として一般に好まれます。

「離乳食に」と手作りの野菜スープを赤ちゃんにあげると、嫌がってぐずることもしばしばです。実は、大人が「甘い！」と感じているカボチャにでさえ、リンゴ酸やクエン酸などの酸味を示す有機酸が少量ながらも含まれており、スープにはこの有機酸が溶け出しているのです。酸味のある野菜スープを口にしてぐずるのは、赤ちゃんが自分の身を守るための本能なのです。このような時には「うちの子の味覚は素晴らしい！」と喜びに胸をふくらませながら、笑顔で見守ってあげましょう。

18 高齢者のうつ病、ビタミンB_1不足かも？

人は一生に一度は何らかのうつ病の症状を経験するといわれますが、とくに高齢になってからうつ病になる人も多いようです。高齢になると、体の機能の衰えや退職、同年代の訃報、子どもの独立など、うつ病になるきっかけが多くなるものです。その一方で、最近、高齢者のうつ病の原因としてビタミンB_1の不足が指摘されており、ビタミンB_1の投与によりうつ状態が改善された臨床例なども報告されています。

ビタミンB_1が不足すると、抑うつや気分変調、注意力の散漫、倦怠感などの神経衰弱症候群や、作話症、健忘症などのウェルニッケ・コルサコフ症候群が現れることが知られています。高齢者では、ビタミンB_1の体内での働きが弱まるうえ、胃腸の障害などで吸収されにくくなるなど、ビタミンB_1不足が起こりやすいといわれています。

ご飯やイモ類などのデンプン性食品に多い炭水化物（糖質）は、生きるために必要なエネルギーを生み出す栄養素ですが、炭水化物（糖質）がエネルギーに変換される際に補酵素として欠かせない栄養素がビタミンB_1です。ビタミンB_1が不足すると、炭水化物（糖質）をエネルギーに変えられずにエネルギー不足になるため、疲れや脱力感などを感じます。また、脳もエネルギー不足になると、イライラ感が生じ、短気になったり、抑うつ感、記憶力低下などの症状が現れます。

これまでビタミンB_1は補酵素としての働きを通して精神症状に関わることは知られていましたが、最近では、脳の神経間の情報の伝達にビタミンB_1が直接関わっている可能性が高いことが明らかにされつつあります。

ビタミンB_1を多く含む食品は、豚肉やハムなどの豚肉加工品、ウナギの蒲焼、生ソバ、玄米、トウモロコシ、鯛などです。また、ビタミンB_1はニンニクやネギ、タマネギ、ニラなどに共通する特有のにおい成分である含硫化合物と結びつくと構造が変わり、腸からの吸収率や体内での利用率、持続性が高まります。

豚肉とタマネギの炒め物などを食べる時に、「年だから豚肉は少なめに」などといわず、「年だからこそ豚肉は若い人よりも多めに」と、ビタミンB_1を意識して食べることも大切ですね。

19 たんぱく質で脂肪を燃焼させる

食事をした後は体がポカポカと温まり、暑い日であれば汗をかくこともあります。これは、食事をすると胃腸などが活発に働き始め、食べ物を消化吸収する過程でエネルギーが消費され、その際に体内で熱が発生するからです。

食べた物の消化吸収の際に消費されるエネルギー量は栄養素の種類によって異なり、たんぱく質では口にしたたんぱく質の持つエネルギーの約30%が消費され、炭水化物（糖質）では約6%、脂質では約4%が消費されます。炭水化物（糖質）と脂質の消化吸収によって消費されるエネルギーは低いのですが、たんぱく質はこれらの栄養素の数倍以上、大きいのです。消費されるエネルギーが大きいほど、体内で発生する熱も多くなります。「寒い日に肉を食べると、戸外に出ても寒さをあまり感じない」とよくいわれるのは、肉にたんぱく質が多く含まれているからなのです。

たんぱく質の消化吸収の際に消費されるエネルギーが脂肪や炭水化物（糖質）よりも多いということは、脂肪が少なくたんぱく質の多い肉、たとえば鶏のささみ肉や牛・豚のもも肉やヒレ肉などを食べれば、それだけでエネルギーがたくさん消費されることになるため、ダイエットには好都合ということになります。消化吸収には、体脂肪としてため込んでいる脂肪を分解して得られるエネルギーも利用されます。

最近、日本人の脂肪の摂取量が増えつつあり、これが肥満につながり、さらに生活習慣病を引き起こす原因として問題になっています。「太りたくないから肉をあまり食べない」という声をよく耳にしますが、脂肪が少ない肉なら多めに食べたほうが、かえって体脂肪を減らすことにもつながるのです。

もちろん、肉だけではなく、低脂肪でたんぱく質の多い魚やイカやエビなどの魚介類や大豆食品なども、体脂肪を減らすために大いに利用したい食品です。

20 ビタミンの命名はアルファベット順？

ビタミンは発見された順番に、A、B、C、D、Eの順で並んでいるといわれますが、これは本当でしょうか？

ビタミンの命名は、たしかに「発見された順番からアルファベット順で」と当初は提案されていました。けれども、ふたを開けてみれば、ビタミンBのほうがAよりも発見が早かったり、その後C、D、E、F、Gと続きましたが、研究の過程で、発見されたものがビタミンではなくて消え去ったものや、ビタミンK（凝固：koagulation）やビタミンP（透過性：permeability）のようにそのビタミンの機能の頭文字を取って命名されたものなどが加わったりしました。消えたおもなビタミンと消えた理由は、以下の通りです。

ビタミンF：ビタミンではなくて必須脂肪酸だったので削除
ビタミンG：新たなビタミンではなくてビタミンB群に含まれるものだとして削除
ビタミンH：現在のビオチン
ビタミンM：現在の葉酸
ビタミンP：現在のフラボノイド化合物（ヘスペリジン、ルチンなど）
ビタミンQ：現在のユビキノン（コエンザイムQ10）
ビタミンU：現在のキャベジン

結局、ビタミンの命名はアルファベット順にしたかったけれど、できなかったというところです。現在では、ビタミンをアルファベットで表すと混乱する場合もあるので、その化学構造から命名された化学名で表示されることが多くなっています。

実は〈ビタミン〉という物質の世界共通の正式な定義はなく、日本ビタミン学会では〈ビタミン〉を「微量で体内の代謝に重要な働きをしているにもかかわらず自分で作ることができない化合物」と定義しています。

　ちなみに、一時期ビタミンPと呼ばれたヘスペリジンやビタミンQと呼ばれたユビキノン（コエンザイムQ10）などはビタミンのような働きをする物質として知られていますが、どうしてこれらの物質が〈ビタミン〉として認められていないのかは専門家の間でもわからないようです。

21 ビタミンの最初の発見者は日本人！

〈ビタミン〉の名づけ親はポーランドの研究者フンクで、1912年に白米で飼われた鶏に発生する多発性神経炎に有効な成分を米ヌカから取り出し、生命を意味する「vital」とアミン「amine」という物質の名の造語「vitamine」と命名しました。

　その翌年、アメリカの研究者マッカラムがラットの成長に必要な未知の栄養素として、水に溶ける〈水溶性B〉、脂肪に溶ける〈脂溶性A〉を発見し、さらに1920年にイギリスの研究者ドラモンドが水溶性で壊血病に有効な成分を発見し、この成分

表3-3　各ビタミンの常用名

ビタミン名称	常用名
ビタミンA	レチノール
ビタミンD	D_2:エルゴカルシフェロール、D_3:コレカルシフェロール
ビタミンE	トコフェロール、トコトリエノール
ビタミンK	K1（フィロキノン）、K2（メナキノン）
ビタミンB_1	チアミン
ビタミンB_2	リボフラビン
ビタミンB_6	ピリドキシン
ナイアシン	ニコチン酸、ニコチンアミド
パントテン酸	パントテン酸
葉酸	葉酸
ビオチン	ビオチン
ビタミンB_{12}	シアノコバラミン、ヒドロキソコバラミン
ビタミンC	アスコルビン酸

がアミンではなかったことから、フンクの命名した「vitamine」から「e」をとって、vitamin A、B、Cとしました。

実は、ビタミンを世界で最初に発見したのは、日本人の鈴木梅太郎博士だったのです。脚気《かっけ》の研究をしていて米ヌカの中から〈オリザニン〉という物質を取り出しました。発見はフンクよりも2年早かったのですが、この成果を日本語の論文で発表したため、残念ながら「オリザニン」という名前は残りませんでした。オリザニンは現在のビタミンB_1です。つまり、ビタミンAよりもビタミンB_1の発見が早かったのです。

もしかして、論文を英語で発表していたら、今頃〈ビタミンA、B、C〉は、〈オリザニンA、B、C〉になっていたのかもしれませんね。

22 ビタミンB群はどうして数字表記なの?

ビタミンBは当初1種類のビタミンとされていましたが、その後に複数の化合物が発見され、イギリスの医学界で発見順に数字が当てられました。

ビタミンは、当初、B_1~B_{17}までの数字がつけられていました。けれども、その後の研究で、発見されたものが純粋物質ではなかったり、ほかの物質であったりするなどで、次々と消え去りました。たとえば、ビタミンB_4はアミノ酸の混合物で、ビタミンB_{10}、B_{11}はともにB_{12}と葉酸の混合物だったりしたのです。結局、現在残っているものはB_1、B_2、B_6、B_{12}です。

科学技術は〈日進月歩〉といわれていますが、今の時代はこれを通り過ぎて、まさに〈分進日歩〉の時代です。栄養学の分野も例外ではありません。現在、次々と新しい成分や健康成果が発表されていますが、ビタミンBの欠けた数字のように、そのうちのいくつかの研究成果は将来、消え去ることも予想されます。そのことも視野に入れて、目先のひとつの成分だけに目を奪われることのないように気をつけたいものです。

23 緑茶でビタミンCを摂ろう

緑茶といえばカテキン、カテキンといえば血中コレステロールや中性脂肪の低下作用、血糖値の上昇抑制作用、体脂肪の減少効果、抗がん作用などのさまざまな効果が明らかにされています。このようなカテキンの健康効果を期待して、最近では濃くて渋い緑茶を好んで飲む人が増えていますが、ビタミンCを意識して緑茶を飲もうと思う人は少ないようです。実は緑茶に含まれるビタミンCも見捨てたものではありません。

ビタミンＣは水溶性なので、口にしてから2～3時間たって体内で使われなかった分は、尿から排泄されてしまいます。このため、ビタミンＣは一度にたくさん摂ったからといって安心できるものではないのです。血液中のビタミンＣ濃度をいつも高い状態に保っておこうと思えば、1回に摂る量が少量でも2～3時間ぐらいの間隔で、こまめに摂ることが大切です。

「ひと息入れよう！」とよくコーヒーや紅茶などを飲む人がいますが、そのようなタイミングで緑茶をこまめに飲めば、ビタミンＣの血中濃度を高く保つことができます。

お茶のなかでビタミンＣが含まれているのは緑茶だけで、紅茶やウーロン茶、ほうじ茶には含まれていません。緑茶のなかでもビタミンＣの量がもっとも多いのが煎茶で、同じ煎茶でも品質が高いものほど多くなります。次いで玉露が多く、番茶には煎茶の半分くらいしかビタミンＣが含まれていません。

茶葉から溶け出すビタミンＣの量は、茶葉の量が多いほど、湯の温度が高いほど、浸出時間が長いほど多くなります。中級の煎茶を80℃で3分間浸出させた実験では、一煎めで茶葉中のビタミンC量の70%以上が溶け出し、二煎めでは20%程度、三煎めになると数%となり、同じ茶葉で3回入れれば、茶葉中のビタミンCのほとんどが浸出液に溶け出すことが確かめられています。

煎茶100ミリリットルあたり6ミリグラムのビタミンCが含まれているので、ふだん使う湯飲み茶碗（120〜160ミリリットル）で1日5〜6杯ぐらい飲めば、だいたい50ミリグラム、レモン果汁約2個分に相当するビタミンCが摂れる計算になります。これは「食事摂取基準」（厚生労働省）で推奨される、ビタミンC1日分の約½量です。

ビタミンCは抗酸化物質なので、老化や細胞のがん化などの原因となる活性酸素の働きを抑える作用がある以外にも、肌の張りを保つコラーゲンや「ストレス対抗ホルモン」と呼ばれる副腎皮質ホルモンの合成に欠かせない成分であり、またビタミンCの摂取量が多いほど風邪を引きにくいことが疫学調査により明らかにされています。

高温の湯で長い時間浸出させた渋みが強い緑茶には、カテキンだけでなくビタミンCも多く含まれています。「ちょっとひと息」と思った時には、緑茶1杯をどうぞ。

24 湯の温度で違う、緑茶の健康効果

眠気覚ましに、あるいは〈ホッとひと息〉とリラックスするために、緑茶を飲む人も多いのではないでしょうか。同じ茶葉を使っても、湯の温度を高くすれば眠気覚ましに効果的な緑茶が入り、低めにすればリラックスに効果的な緑茶が入ります。

緑茶の苦みを示す成分はカフェインですが、これには脳の中枢神経を興奮させる作用があり、眠気を覚ましたり、知的な作業効率を高めたり、気分転換を図ったり、運動能力を向上させたりする効果が期待できるといわれます。カフェインは湯の温度が高いほど、また浸出時間が長くなるほど溶け出る量が多くなります。

緑茶の甘みやうまみを示す成分はおもにテアニンと呼ばれるアミノ酸ですが、これには血圧上昇を抑える作用のあることが動物実験で確かめられています。また、テアニンを摂った人の脳波の測定結果には、リラックスしている状態の時に多く出現するアルファ波が、多く出ていることが報告されています。神経が高ぶってイライラした

時やリラックスしたい時などにテアニンが役立つようです。テアニンは、カフェインとは違って比較的低い温度でも溶け出す成分です。

低温で長い時間かけて浸出させると茶葉からのテアニンの溶出量が多く、カテキンとカフェインの溶出量が少ない、甘みやうまみが強い緑茶になります。リラックスしたい時には低めの温度で入れたお茶が適しているのです。

なお、ミネラルウオーターなどのようにミネラル分の多い硬水を使うと、カフェイン、テアニンともに茶葉から溶け出しにくくなります。日本の水道水はミネラル分の少ない軟水なので、緑茶を入れる時には水道水を沸騰させて入れるとよいでしょう。

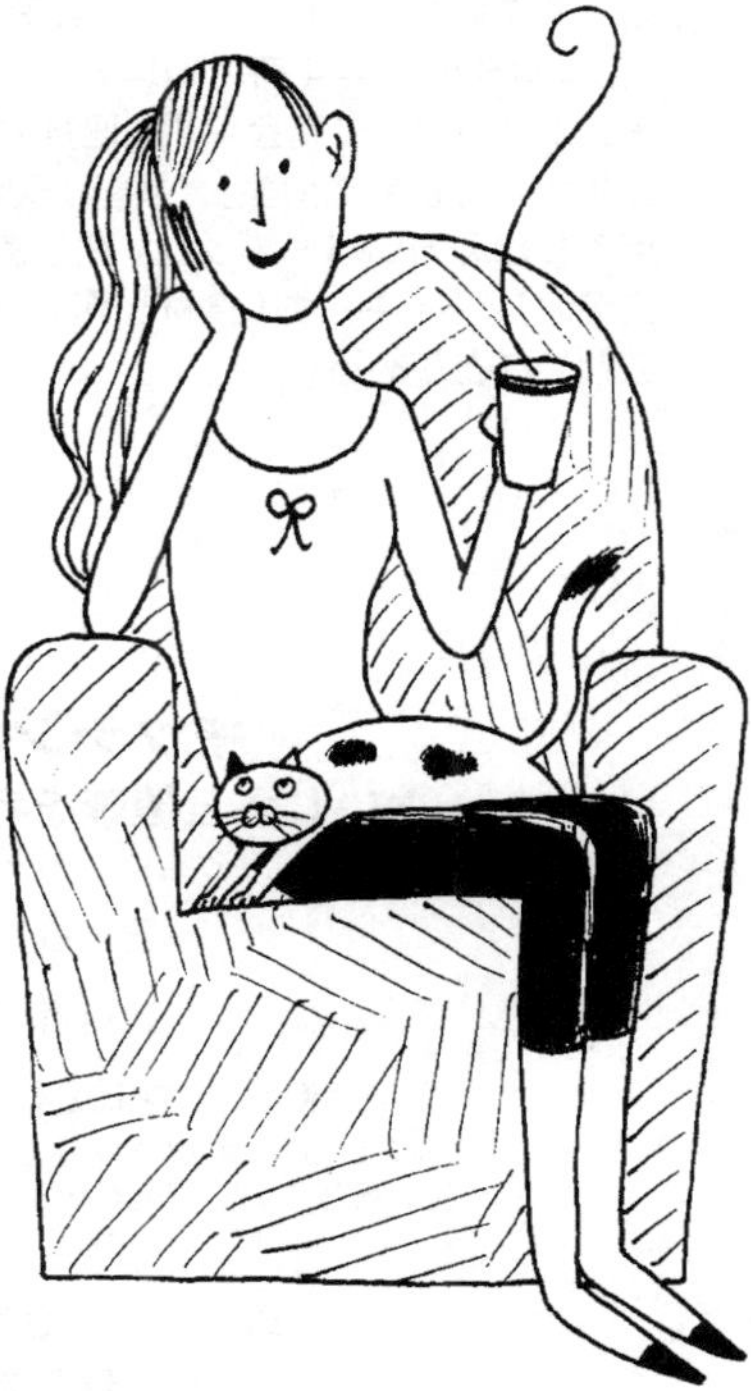

プロフィール

著者●**佐藤秀美**（さとう・ひでみ）
学術博士（食物学）

横浜国立大学を卒業後、９年間電気メーカーで調理機器の研究開発に従事。その後、お茶の水女子大学大学院修士・博士課程を修了。現在、放送大学をはじめ、複数の大学で教鞭を取る。そのかたわら、東京栄養食糧専門学校を卒業し、栄養士免許を取得。
著書に、「おいしさをつくる『熱』の科学」（単著、柴田書店）、「食品学Ｉ」（共著、同文書院）、「西洋料理体系第４巻　調理のコツと科学」（共著、エスコフィエ協会）、「調理科学事典」（共著、光生館）、「食品成分表」（共著、開隆堂）、「ひと目でわかるカロリーブック　外食編」（監修、同文書院）、「イキイキ！食材図鑑」（監修、日本文芸社）などがある。

キッチンの科学
〜おいしさと健康を考える〜

著　者　佐藤秀美
発行者　宇野文博
発行所　株式会社 同文書院
〒112-0002　東京都文京区小石川5-24-3
TEL（03）3812-7777　FAX（03）3812-7792
振替00100-4-1316
印刷所　株式会社ビコー
製本所　株式会社ビコー

ISBN978-4-8103-7773-6